新生儿臂丛神经损伤
中西医康复图解

主 编 张鸿雁 逄 辉

中国协和医科大学出版社
北 京

图书在版编目（CIP）数据

新生儿臂丛神经损伤中西医康复图解 / 张鸿雁, 逄辉主编. --
北京：中国协和医科大学出版社，2024.7
ISBN 978-7-5679-2374-4

Ⅰ. ①新… Ⅱ. ①张… Ⅲ. ①新生儿疾病－周围神经－臂
丛－损伤－中西医结合－康复－图解 Ⅳ. ①R722.140.9

中国国家版本馆CIP数据核字（2024）第083158号

主　　编	张鸿雁　逄　辉
策划编辑	穆　红
责任编辑	李元君　胡安霞
封面设计	邱晓俐
责任校对	张　麓
责任印制	黄艳霞
出版发行	中国协和医科大学出版社
	（北京市东城区东单三条9号　邮编100730　电话010-65260431）
网　　址	www.pumcp.com
印　　刷	小森印刷（北京）有限公司
开　　本	880mm×1230mm　　1/32
印　　张	5.5
字　　数	130千字
版　　次	2024年7月第1版
印　　次	2024年7月第1次印刷
定　　价	42.00元

编者名单

主　编　张鸿雁　逄　辉
副主编　孔安安　金　怡
编　者　（按姓氏笔画排序）

王小宇	孔安安	史素杰	刘丽丽	刘紫薇
李红娟	吴俐荻	宋　斌	张巧娜	张国营
张桂琴	张鸿雁	金　怡	逄　辉	徐昌宁
高正文	章延松	樊　华		

插　图　张利生　张　燕　张　京　牛佳音　陈湘琴
　　　　　杨连松

前 言

PREFACE

　　新生儿臂丛神经损伤指新生儿出生时因各种因素所致的臂丛神经受损。大部分患儿临床症状是暂时的，最终可达到功能恢复。但据相关研究报道，依然有47%的臂丛神经损伤患儿遗留有患肢功能不同程度损伤。北京按摩医院儿科每年接诊来自全国各地的新生儿臂丛神经损伤患儿占门诊患儿总数30% ～ 50%。儿科承担了国家中医药管理局制定分娩性臂丛神经损伤诊疗方案的任务。根据60年来儿科积累的临床诊治经验，对臂丛神经损伤患儿采用中医按摩、针灸结合西医康复等方法综合治疗。在患儿治疗前、治疗中、治疗末进行专业评估，掌握受累肢体的症状变化、功能恢复，随时调整和制订个体化的治疗方案，使患儿肌肉萎缩、关节畸形、功能障碍得到有效改善。为了更多从事儿科康复的医护人员了解并参与到本病的康复治疗中，我们萌生了出版本书的想法。

　　《新生儿臂丛神经损伤中西医康复图解》一书，本着融会贯通、中西结合的原则，以功能障碍（疾病对日常生活的影响）为治疗核心，力求在介绍现代康复治疗理论和技术的同时，突出按摩、针灸等中医传统治疗方法，实现理论性、实践性的有机结合。本书内容分为上、中、下三篇。上篇总论主要包括疾病概论和常用的康复评定，帮助医护人员认识本病，了解相关的临床查体、诊断方法以及评定手段。中篇主要论述相关基础知识，是中西医治疗的基础，从解剖和经络两方面着重进行介绍。解剖知识围绕臂丛神经分布、上肢肌肉作用、关节活动功能进行了详细叙述。经络内容围绕上肢手三阴经、手三阳经的常用穴位，具体介绍了穴位的定位、穴位解剖和治疗作用。中篇的主要内容采用图文及表格形式呈现，方便读者学习和查阅。下篇为新生儿臂丛神经损伤的中西医康复治疗原则和方法，按照患肢功能受限的部位，采用中医按摩、针灸，西医康复训练进行治疗。下篇图文结合，重点技术配有视频指导，方便读者学习。

《新生儿臂丛神经损伤中西医康复图解》的特点是图文并茂，通俗易懂，临床可操作性强，是一本既具有学术价值，又具有实用价值，适合专业人士及普通大众参考和学习，尤其对广大儿科医护人员、康复治疗师和患儿家长有重要指导作用的参考书。

本人从事推拿临床工作近30年，每日接诊新生儿臂丛神经损伤患儿达到门诊量半数以上。看到家长抛家舍业，不远万里来为患儿康复治疗，感到十分必要将临床经验总结并传播出去。于是就有了编写臂丛神经损伤相关书籍的想法。自2018年开始带领针推梯队成员对新生儿臂丛神经损伤进行临床总结，在完成22篇临床推拿经验总结的基础上，进行补充整理，又经过多次的集中审对后形成本书的推拿治疗部分。为了新生儿臂丛神经损伤的诊疗内容更为全面，与逢辉主任（原北京按摩医院儿科主任医师，现西藏自治区人民医院康复医学科主任医师、儿童康复专家）协商后决定康复部分以图谱形式呈现，并共同完成编写任务。在2020年新冠流行期间，针灸和康复专业技术人员参与到编写工作中。在编写成员中视力障碍者比例占到一半。低视力医师借助放大镜，全盲医师借助读屏软件，查阅资料，认真总结临床经验，形成文字初稿。金怡、孔安安在完成编写任务外，对初稿进行了校对。逢辉主任在援藏期间，克服身体不适，查阅大量国内外资料，总结凝练撰写了上篇的评估内容，对整本书的文字及图片、视频进行了细心的检查校对。且书中很多图片离不开患儿家长及患儿在拍摄过程中的高度配合，他们留下了珍贵资料，为医学做出重大贡献。同时还要感谢我的家人和朋友们的鼎力相助，他们不辞辛苦牺牲自己的休息时间，帮助我拍摄完成所有图片和视频。在此，感谢所有参与成员的辛勤付出！

用心编写、认真校对是我们的职责，但由于写作水平有限，也难免有错漏之处，望读者朋友们给予批评指正。

张鸿雁

2023 年 7 月

目 录

CONTENTS

上 篇 总 论

中 篇　相关基础知识

下　篇　中西医康复技术

上 篇

总 论

第一章

疾病概论

新生儿臂丛神经损伤（neonatal brachial plexus palsy，NBPP）指新生儿在出生时各种因素所致的臂丛神经受损。发病率是0.38‰～5.10‰。临床主要表现为患侧上肢无力或弛缓性瘫痪，受累关节主动活动小于被动活动范围。中医将NBPP称为"臂麻痹"，治疗采用推拿、针灸、中药等方法，对症及辨证治疗。大部分NBPP患儿临床症状都是暂时的，最终可达到完全功能恢复，少部分导致永久性功能受限。了解NBPP的病因和病理机制，将会加深对本病的理解程度，避免盲从。由于臂丛神经解剖结构复杂，NBPP临床表现因人而异、多种多样。通过诊断和分型，明确臂丛神经损伤的部位和程度，制订综合精准的治疗方案，了解患儿未来功能恢复和正常生活工作的可能性。

第一节 病因病机

一、病因

新生儿臂丛神经损伤与多种因素有关，很难确定其具体病因。虽然没有办法准确预测哪些新生儿会受到影响，但已知风险因素与新生儿、母亲和分娩均有关。新生儿的主要危险因素是出生体重。巨大儿（出生体重≥4000g）与NBPP风险增加相关。母亲的危险因素包括高龄、初产、肥胖和糖尿病等。分娩危险因素包括过期妊娠、肩难产、臀位分娩、产钳辅助、引产或第二产程延长等。NBPP风险降低与多胎妊娠、剖宫产有关。此外，新生儿锁骨或肱骨骨折、肱骨头脱位、宫内感染导致臂丛神经炎（Parsonage-Tuner综合征）、先天性颈肋畸形等压迫臂丛神经、特发性臂丛神经病等罕见疾病也可引起臂丛神经损伤。

二、病机

压迫、牵拉、血管损伤及炎症等都被认为是可能的NBPP病理机制。NBPP可以根据神经轴突和周围的神经鞘膜、神经束膜和神经外膜的解剖破坏程度进行神经损伤赛登（Seddon）分类。神经麻痹（神经失用）性损伤最轻微，其是由于神经轴突周围的髓鞘破坏，导致传导阻滞。轴突断裂性损伤破坏了神经轴突，但保留了神经束膜和神经外膜。神经离断（撕脱伤）性损伤是神经的完全断裂，涉及轴突、髓鞘、神经束膜和神经外膜，是最严重的NBPP损伤类型。

神经麻痹和轴突断裂性损伤有自限性。而神经断裂和撕脱则没有自限性，需要外科手术修复。神经麻痹可通过髓磷脂重新包裹受损节段，使神经开始恢复传导来修复。轴突断裂的修复需要一个更复杂的过程。轴突断裂后2～3天，远端开始沃勒（Wallerian）变性过程，在损伤部位和神经轴突远端之间，通过轴突萌芽生长的方式实现神经再生修复，轴突沿着神经管向下生长，生长速度约为每月2.5cm。婴幼儿由于神经再生所需的距离较成人短，所以比成人神经损伤修复得快。但如果修复期间神经内膜形成大量瘢痕，将会阻碍神经轴突再生，严重时必须借助外科手术，通过切除瘢痕、神经纤维断端吻合或神经移植，重建神经传导功能。神经离断时没有神经再支配，神经肌肉接头会发生不可逆的变化，肌原纤维丢失，最终导致肌肉细胞死亡。手术后可能部分恢复功能。

NBPP属中医痿证范畴。身体四肢能够活动自如，离不开五脏的气血营养于筋、脉、肉、皮、骨以及经脉的畅通共同发挥作用。而新生儿，成而未全，全而未壮，脏腑娇嫩，形气未充之际,上肢经脉猝然受损,经脉不通,气血不畅,五脏不能濡养五体,而致五体痿痹。心主血脉,血脉空虚,运行不畅,肢体不温则脉痿;肝主筋,主疏泄,筋膜拘挛、关节活动失司则筋痿;脾主肌肉,主四肢,肌肉痿痹不用则肉痿;肾主骨生髓,髓减骨枯则骨痿;肺主皮毛,皮毛焦枯、干燥,汗出不畅则肺痿。

第二节 临床表现及并发症

1. 临床表现 NBPP常见症状体征包括患侧上肢肌肉无力、姿势异常、骨骼畸形、关节挛缩、关节脱位、肢体缩短、皮温降低、感觉异常等。这些可能阻碍患儿日常生活活动,如梳洗、穿衣、喂食和写字等。根据臂丛神经损伤的不同部位,NBPP临床表现如下。

(1)上臂瘫:占全部病例的90%。$C_5 \sim C_7$神经损伤。不能肩外展及屈肘,肩关节内收及内旋,肘关节伸展,前臂旋前,手腕及手指屈曲。肱二头肌肌腱反射消失。拥抱反射不对称,握持反射存在。

(2)前臂瘫:该型少见,占臂丛神经损伤的1%。累及C_8及T_1神经。手内肌、手腕与指长屈肌无力,握持反射消失,肱二头肌肌腱反射能引出。合并T_1交感神经纤维损伤时,可伴发同侧霍纳(Horner)综合征(上睑下垂、瞳孔缩小及半侧面部无汗)。

(3)全上肢瘫:所有臂丛神经根均受损伤,占臂丛神经损伤的10%。临床表现为全上肢松弛,反射消失。可同时存在Horner综合征、胸锁乳突肌血肿、锁骨或肱骨骨折。

(4)双臂丛神经损伤:臀位分娩时发生臂丛神经损伤多为双侧,常为$C_5 \sim C_6$的上干损伤。

2. 并发症 NBPP长时间的关节周围肌肉无力、软组织挛缩,会影响骨骼生长和关节发育,导致不同程度的并发症。如出现盂肱关节畸形、肩关节半脱位或脱位、肘关节屈曲挛缩、垂腕、畸形手等。这些解剖结构异常将导致功能丧失和进行性残疾，并使生活质量下降。NBPP常见的并发症如下。

（1）肩关节内旋挛缩：上干（C_5和C_6）损伤NBPP患儿由于肩袖和三角肌的不完全神经支配，不能彻底恢复肩部运动，导致肩周肌肉失衡。其表现为内旋肌强，外旋肌弱，出现内旋挛缩。肩关节外展和外旋无力，在日常活动中出现不能举手过肩。无论是否进行神经修复或转移手术，肩关节内旋挛缩都是NBPP不完全恢复儿童中最常见的问题（图1-1）。

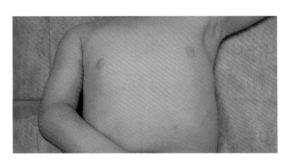

图1-1　右上干臂丛神经损伤患儿肩关节内旋挛缩

（2）盂肱关节畸形：NBPP进行性盂肱畸形的特征是肱骨头日益发育不良和变形的肩盂上后移位，出现喙突延长、肩峰呈钩状、肱骨头扁平、继发性肩关节半脱位或脱位（图1-2），最后发展为假关节盂。据报道，最小的内旋挛缩和盂肱关节畸形的患儿

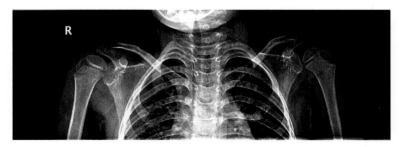

图1-2　肩关节X线片示左侧肱骨头半脱位伴盂肱关节发育不良

仅有5月龄。臂丛上干损伤会使肩胛周围肌肉张力下降或无力，尤其是肩袖、三角肌等。这导致肩关节半脱位，甚至全脱位，从而大大减弱手臂力量。NBPP肩关节半脱位/脱位的临床表现为被动外旋功能丧失。可见腋下不对称的皮肤褶皱，肱骨段明显缩短，可触及肩关节后方饱满。检查肩关节时，在肱骨头和肩峰之间常发现存在明显的间距。超声、肩关节X线、CT、MRI等检查，可以更好识别脱位和关节畸形。

（3）肩胛运动异常：肩胛骨不对称和反常运动是NBPP患儿常见的并发症。残留肩关节外展和外旋挛缩的患儿通常呈翼状肩胛（图1-3）。相对健侧，患侧肩胛骨发育不全、上移和内旋。肩胛骨位置异常将影响手臂的位置和功能，并导致肩关节畸形。

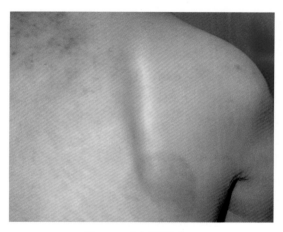

图1-3　右侧翼状肩胛

（4）肘关节并发症：NBPP患儿逐渐出现双上肢长度不一致，肘关节屈曲挛缩（图1-4），桡骨小头脱位，前臂旋后/旋前挛缩等。肘关节异常将影响前臂及腕部活动能力。

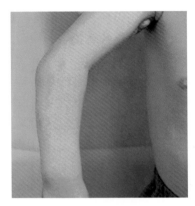

图1-4　右肘关节屈曲挛缩

（5）腕手并发症：NBPP患儿可出现腕关节尺偏、垂腕、扬腕，以及各种类型的畸形手。这将严重制约患儿的精细运动能力。

（6）其他：部分NBPP患儿保持头部背离患侧的状态。这种持续的不对称头位使患儿面临继发性斜颈的风险。膈神经损伤（$C_3 \sim C_5$神经分支）可导致膈肌麻痹。NBPP患儿可无症状，或表现为呼吸窘迫、进食困难或不对称的胸廓扩张。必要时需进行膈肌超声检查。NBPP患儿还可能伴有相关的骨损伤，包括肩关节脱位、肱骨以及锁骨骨折。少数NBPP患儿还有脊柱侧凸、患肢血液循环异常等并发症。

3.　中医病机　中医理论认为，臂麻痹患儿表现为肌肉萎软、关节挛缩或松弛、皮肤爪甲不荣、上肢萎废不用等症状，根据疾病变化可见以下具体症状。

（1）气血淤阻：多在早期或术后，患肢局部疼痛肿胀，拒按，颜色紫暗，动则啼哭。

（2）筋肉失养：患肢发育不良，肌肉萎缩、关节松弛、活动无力，爪甲不荣，患肢欠温。

（3）筋骨痿痹：肌腱挛缩或萎软，关节畸形、活动受限。

第三节 诊断、临床分型与预后

一、诊断

NBPP发生于新生儿，有肩难产、上肢被牵拉等危险因素。出生后立即发现一侧或双侧上肢部分或全部瘫痪，活动障碍。NBPP诊断的主要手段是体格检查和辅助检查。临床诊断应包括全面的病史（妊娠史和分娩史等），以及详细的体格检查和相关辅助检查。目的是明确神经损伤的定位，确定损伤的严重程度，与其他疾病相区分，监测神经恢复的进程。

1. **体格检查** 应脱去患儿上衣，暴露皮肤。医生通过玩具、食物等诱导患儿来做抬手、屈肘、手指屈伸等动作，并与健侧对比，观察运动模式是否异常。具体如下。

（1）查形态：着重观察患儿颈后三角区、胸锁乳突肌、锁骨、肱骨处有无肿胀、触痛，排除骨折、软组织急性损伤等情况。对比患肢长短、粗细、患手大小，观察患肢有无畸形。特别注意胸廓是否对称，若有畸形需进一步排除膈神经损伤。触诊肌肉、肌腱有无萎软或挛缩，关节有无松弛或错位，皮温有无低于健肢，患肢颜色有无变化，是否有上睑下垂及瞳孔缩小、同侧面部无汗等情况。

（2）查运动：包括主动和被动两方面。需根据月龄判断其运动功能是否达到正常水平，同时也要注意个体差异存在，因此要与健侧肢体功能活动相对比，此内容在第二章康复评定中详细介绍。

（3）查反射：臂丛神经属周围神经，故损伤后患肢腱反射通常减弱或消失。患肢的握持反射消失，拥抱反射不对称。要注意的是患儿浅感觉迟钝，早期不易判断是否存在损伤，需在稍大后才能做出判断。另有少部分患儿查体可见膝腱反射活跃、踝阵挛、霍夫曼征阳性，提示伴有中枢神经系统病变，应进一步检查，排除脑或脊髓损伤。

（4）中医查体：在查形态、运动、反射的基础上，查看舌苔、脉象或指纹，询问其饮食、二便、睡眠等情况，判断虚实寒热变化，取得中医辨证治疗依据。

2. 辅助检查　临床除结合神经系统查体诊断，还可借助肌电图、MRI、B超、CT等检查明确臂丛神经损伤的部位与程度。神经电生理、影像学等辅助检查可以帮助明确诊断，制订治疗方案，判断预后。X线检查可以排除新生儿锁骨或肱骨干骨折等。CT、MRI、脊髓造影等可明确是否存在神经根撕脱伤、髓鞘囊肿、其他罕见病因。肌电图可以帮助明确神经损伤类型。此外，X线检查和甲襞微循环检查可辅助排查骨折及循环障碍问题。

3. 证候诊断　主要分为以下两个证型。

（1）气滞血瘀证：臂部肿胀，拒按，患肢色暗，或后期运动受限合并软组织粘连，舌质暗，指纹淡滞或脉涩。

（2）气血虚弱证：臂部感觉减弱或消失，患肢颜色发白、欠温，运动无力，肌肉萎软，伴纳差懒言，舌淡脉弱。

4. 鉴别诊断　需要考虑的鉴别疾病包括：假性麻痹（继发于肱骨骨折、骨关节软组织或椎骨感染的疼痛）；先天性肌强直（一种先天性多发性关节综合征）；脊髓前角细胞损伤（如先天性颈椎脊髓萎缩）等；以及锥体束或小脑病变。

二、临床分型

对于出生2～4周的婴儿（其神经损伤正在自然修复），根据对自然恢复病史的前瞻性研究，以及其受损的神经根数量和临床表现，可以确定NBPP损伤的程度，帮助判定预后。临床最常使用的是Narakas分型（表1-1）。

表1-1 新生儿臂丛神经损伤的Narakas分型

类型	名称	累及神经根	临床表现	完全自主恢复率
I	经典埃尔布（Erb）麻痹	C_5或C_6	缺少肩外展、外旋、肘关节屈曲和前臂旋后	约90%
II	扩展Erb麻痹	$C_5 \sim C_7$	缺少肩外展、外旋、肘关节屈曲和前臂旋后，同时缺少手腕和手指伸展	约65%
III	无Horner综合征的完全性麻痹	$C_5 \sim T_1$	涉及所有神经丛根的完全性弛缓性麻痹（连枷肢）	<50%
IV	伴有Horner综合征（定义为瞳孔缩小、上睑下垂和同侧面部无汗）的完全性麻痹	$C_5 \sim T_1$和相关交感神经通路	完全性弛缓性麻痹（连枷肢）伴Horner综合征，提示交感神经通路受累和撕脱伤。有时膈神经麻痹出现同侧半横膈肌的抬高	约0

三、预后

NBPP预后与臂丛神经损伤程度相关。大部分NBPP的症状是暂时的。早期恢复的迹象提示较好的预后。如前2个月内三角肌、肱二头肌的肌力恢复到抗重力程度，预示完全恢复的可能。6个月后患儿肱二头肌无明显肌力恢复，预后差的可能性大，必要时应行手术治疗。全臂丛神经损伤、Horner综合征等提示很少完全恢复，以后可能存在关节活动受限、上肢短小、肩关节半脱位等，建议手术治疗。

第二章

康 复 评 定

世界卫生组织的国际功能、残疾和健康分类（international classification of functioning，disability and health，ICF）将健康分为三个主要领域：身体功能和结构、活动（即日常生活能力）、参与（包含儿童心理社会健康等）。NBPP最常见的是运动功能障碍、感觉异常、肢体畸形等。这些不仅阻碍儿童的日常生活活动（如梳洗、穿衣、进食和写字等），而且限制儿童参与学校教育、休闲娱乐和同伴交往等。此外，还会影响NBPP患儿及其父母的整体健康和心理社会状况。评估者应根据患儿的具体情况，进行全面的评定（表1-2）。婴幼儿时期，NBPP评定高度重视身体功能和结构。随着儿童年龄的增长，评定更多地强调儿童的活动和参与。据评定获得的信息，临床医生可以设计和实施治疗方案，增加NBPP患儿获得最佳康复的机会。

表1-2　NBPP患儿不同年龄段的ICF分类评定重点

评定重点	婴儿	幼儿	学龄前儿童	学龄儿童	青少年
身体功能和结构	√	√	√		
活动		√	√	√	√
参与			√	√	√
环境	√				

但是目前没有一个NBPP评定工具能够全面覆盖患儿ICF领域的所有内容。本章将从临床工作的实用角度出发，分别介绍

NBPP的神经系统查体、结构和功能评定、活动与参与评定，为临床医生和康复治疗师提供帮助。

第一节　神经系统查体

神经系统查体包括对新生儿臂丛神经损伤的异常姿势和自发运动、原始反射/姿势反应、深肌腱反射、肌张力、特殊检查、感觉和疼痛等的评估，以提供神经受损的定位，确定损伤的严重程度。因为无法听从简单的指令，婴幼儿的臂丛神经检查更多是基于异常姿势和自发运动的观察。

一、异常姿势

NBPP患儿患侧上肢和手的休息位（即静止不动时）异常姿势通常提示神经损伤的定位。

1. 肩关节内旋内收、肘部伸展、前臂旋前、手腕和手指保持屈曲的"索小费手"最常见（图1-5），表明$C_5 \sim C_6$神经根损伤。有时累及C_7神经根，即上臂丛神经麻痹（Erb麻痹）。

2. 上臂外展、肘关节屈曲、手部弛缓性瘫痪姿势，表明C_7、C_8和T_1神经根损伤——中臂丛神经麻痹。

3. 肩关节主动活动良好而手部弛缓性瘫痪，表明C_8和T_1神经根损伤——下臂丛神经麻痹（Klumpke麻痹）（图1-6）。

4. 全臂丛神经损伤（$C_5 \sim T_1$）表现为连枷肢，上肢运动功能完全丧失（图1-7）。

5. Horner综合征，也称为颈交感神经麻痹综合征，由于支配眼部的交感神经通路受到压迫和破坏，引起同侧上睑下垂、瞳孔缩小、眼球内陷和同侧面部无汗。常提示下干神经根性撕脱伤，损伤部位非常靠近T_1神经根近端。

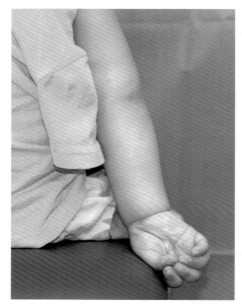

图1-5　上臂丛神经损伤的右侧"索小费手"姿势

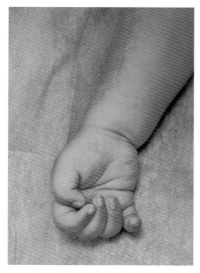

图1-6　左侧下臂丛神经损伤姿势（Klumpke麻痹）

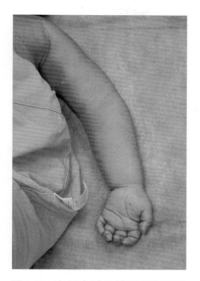

图1-7 左侧全臂丛神经损伤姿势

二、原始反射/姿势反应

新生儿的运动功能是由原始反射驱动的。可以通过部分原始反射观察到上肢的运动，有6种原始反射或姿势反应涉及NBPP患儿经常损伤的上肢肌肉运动（表1-3）。当患儿出现上肢不对称反应，如一侧上肢缺乏拥抱反射，早期提示同侧臂丛神经损伤的可能。

表1-3 评估新生儿臂丛神经损伤的关键原始反射/姿势反应

名称	年龄	操作方法	正常反应
拥抱反射 （moro reflex）	0～4 月龄	婴儿仰卧位。评估者从背部托起婴儿，一手托住婴儿颈及背部，另一手托着头枕部。托住头枕部的手突然下移4～5cm（手不离开枕部），使头及颈部"后倾"数厘米	可见两上肢外展并伸直，手指张开，然后上肢屈曲回缩，似"拥抱状"

续　表

名称	年龄	操作方法	正常反应
放置反射 （placing response）	0～6 月龄	将婴儿抱在胸前，将其手背轻轻划过桌子边缘	可见婴儿屈肩，将手抬起放在桌上
抓握反射 （grasp reflex）	0～4 月龄	将手指或其他物品从婴儿手掌的尺侧放入并按压	婴儿手指弯曲握物
非对称紧张性颈部反射（asymmetrical tonic neck reflex，ATNR）	6周至6 月龄	仰卧位，将婴儿头转向一侧	颜面侧上肢伸展，另一侧上肢屈曲，似拉弓射箭动作
正向保护性反应 （forward protective response）	6～7 月龄	将婴儿牢牢抱在胸前，用头朝前下姿势将婴儿朝地面移动	双侧伸臂和外展，以防止下跌
侧向保护性反应 （sideward protective response）	6～11 月龄	婴儿坐位，轻轻侧推婴儿，诱发保护性反应	手臂向一侧伸展或外展，以防止摔倒

三、自发活动检查

不对称性双上肢自发活动是新生儿臂丛神经损伤的标志性症状。年龄大于6月龄的婴幼儿，需要激发自发运动来评估手臂功能。临床医生应观察NBPP患儿的两侧上肢有无不对称性自发活动。观察患儿仰卧、俯卧、侧卧和支撑坐姿时，双侧上肢自发运动是否对称，患侧上肢活动范围是否受限，爬行或翻身时患侧上肢的运动情况。如果婴儿不动，遮住眼，并限制其正常上肢活动，就会引发所有可能的患肢运动。通过固定健侧上肢，激发患侧上肢对玩具、食物的运动反应。例如，儿童能否用患手将食物送至口中。

自发活动的观察顺序如下。

首先，观察手功能，评估C_8/T_1神经根的功能。如果这些神经根是完整的，可以观察到婴儿手指自发运动。

其次，观察肘关节。将婴儿屈曲的肘关节变成伸直位，观察有无主动的屈曲。通过抬起婴儿前臂并让肘关节弯曲，然后观察婴儿有无主动的肘伸展。

最后，抬起婴儿整个上肢并放下，诱发婴儿有无肩部前屈和外展的自发运动。

脊神经肌节是指特定脊神经轴突支配的关键肌肉。通过观察自发运动表现是否缺失，与单个或多个脊神经肌节相对照，可以定位臂丛神经损伤的平面。表1-4显示了$C_5 \sim T_1$的脊神经肌节和运动功能。

表1-4 $C_5 \sim T_1$的脊神经肌节和运动功能

脊神经根	对应的关键肌肉	对应的运动功能	观察的经典自发动作
C_5	三角肌、冈上/下肌	上臂外展和外旋	上肢伸直并外展90°，同时外旋（手心向上）
C_6	肱二头肌	肘部屈曲	手从下方抬起，够向下颌
C_7	肱三头肌、腕伸肌	肘和腕伸展	从桌边座位起身，双手向下推桌面
C_8	前臂手外侧肌	手指屈伸	抓放检查者的手指，特别注意桡侧3个手指
T_1	手内肌	掌指关节屈曲、拇指外展和指间关节伸展	手部的分指动作

四、特殊测试

以下特殊测试已被开发，专用于评定NBPP，协助进行手术决策。

1. 饼干测试（cookie test） 在9月龄婴儿的患侧手上放一块轻便的饼干。如果婴儿能在上臂紧贴身体、屈颈不超过45°的情况下，患侧屈肘将饼干放进嘴里，即测试成功。否则要考虑手术治疗。

2. 毛巾测试（towel test）　将毛巾放在婴儿的眼部，如果婴儿能够用患侧上肢取下毛巾，则测试成功。测试成功需要肩屈曲和外展、肘屈伸和手指屈伸。毛巾测试是激发手臂运动的可靠方法，可以仰卧位进行，或在母亲怀抱中坐位进行。后一种体位可以评估在重力作用下肩关节的屈曲和外展，以及肘关节屈曲。毛巾测试可评估2～3月龄婴儿肘部弯曲，检测肱二头肌收缩能力。目前NBPP手术指征是出生后第3个月肱二头肌肌力没有恢复。

五、深肌腱反射

深肌腱反射是指快速牵拉肌腱时发生的不自主肌肉收缩。临床上常通过它来了解神经系统的功能状态。

1. 肱二头肌腱反射　反射中枢在C_5～C_6。检查者左手托起患儿屈曲的肘部，患儿前臂稍内旋置于检查者前臂上。检查者左手拇指置于患儿肱二头肌肌腱上，右手持叩诊锤叩击检查者左手拇指。患儿出现肱二头肌收缩，引出前臂快速屈曲动作。若上述反应减弱或消失，提示上臂丛神经损伤。

2. 肱三头肌腱反射　反射中枢在C_6～C_8。检查者一手托扶患儿前臂，嘱患儿屈肘并肌肉放松。另一手用叩诊锤叩击肱三头肌腱，可引起肘关节轻度伸展运动为正常。若上述反应减弱或消失，提示C_6～C_8神经根受损。肱二头肌腱反射和肱三头肌腱反射均消失，考虑全臂丛神经损伤。

3. 桡骨膜反射　反射中枢在C_5～C_6。检查者以左手轻托患儿的前臂于半旋前位，并使腕关节自然下垂。然后右手以叩诊锤轻叩患儿桡骨茎突，发生前臂屈曲和旋后的运动。若上述反应减弱或消失，提示上臂丛神经损伤。

六、疼痛和感觉

与运动障碍相比，NBPP患儿的感觉障碍往往被低估。NBPP患儿存在感觉减弱缺失和神经病理性疼痛的情况并不少见。疼痛、本体感觉和触觉减退的患儿会自我伤害，甚至因疏忽造成灼伤、烫伤，明显影响其生活质量。$C_5 \sim T_1$神经根皮节分布的感觉区域见表1-5。上干NBPP出现上臂、前臂外侧半以及整个拇指的感觉缺失。下干或者C_8和T_1神经根联合受损时，表现为前臂和手部内侧半（包括小指）的感觉缺失。

表1-5　$C_5 \sim T_1$神经根皮节的皮肤感觉分布区

脊神经根	对应的皮肤感觉分布区
C_5	肩关节外侧、上臂至肘关节
C_6	前臂外侧和拇指
C_7	中指的掌侧和背侧
C_8	手掌内侧或尺侧1/3区域，包括小指和小鱼际外侧
T_1	前臂内侧半

考虑到NBPP患儿的年龄，对其进行感觉评估具有很大的挑战性。感觉评估通常取决于主观报告，而不是更客观的测量（如两点辨别或单丝测试）。对6岁以下儿童进行Semmes-Weinstein单丝测试等方法是不可靠的。

1. *疼痛评定*　包括用针刺测量的疼痛感觉和NBPP患儿经历的神经性疼痛。患儿的手部和前臂皮肤破溃、反复啃咬或吸吮手指提示可能存在神经病理性疼痛。

（1）面部疼痛量表（faces pain scales，FPS）：被用来评估儿童的疼痛。因为它很容易理解，不需要儿童用数字来表达疼痛程度。FPS由不同的面孔组成（图1-8）。儿童被引导去辨认"最能代表他们痛苦"的面孔。为了更好地理解，评估者要口头说明FPS的每一张脸（从右到左）：0＝不痛，2＝有点痛，4＝比较痛，6＝很痛，8＝非常痛，10＝最严重的疼痛。

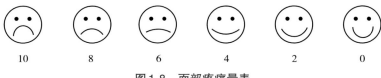

| 10 | 8 | 6 | 4 | 2 | 0 |

图1-8　面部疼痛量表

（2）FLACC疼痛量表（face，legs，activity，cry and consolability pain scale，FLACC）：是一种行为疼痛量表。它着重对年龄太小而无法使用面部疼痛量表的儿童进行疼痛评估（表1-6）。可用于评估2月龄至7岁儿童的疼痛。

表1-6　FLACC行为疼痛评估量表

项目	评分		
	0	1	2
面部	表情放松或微笑	表情焦虑或皱眉	频繁持续皱眉、嘴巴紧闭、下巴颤抖
腿部	正常或放松姿势	不安、僵硬、紧张的姿势	踢腿或者双腿伸直、颤抖
活动	安静地躺着或活动自如	抖动、前后移动、变换动作	弓形紧张、活动僵硬
哭泣	清醒或睡着时不哭	偶尔呻吟、呜咽或抱怨	持续的哭泣、尖叫、呻吟或经常抱怨
安慰	平静且不需要安慰	偶尔的抚摸、拥抱或交谈可令其安心	难以安慰

使用FLACC量表时，临床医生应观察患儿1～5分钟。选择患儿行为最接近的行为描述来获得评分。将每个项目获得的评分相加，得到疼痛总分。该总分介于0和10之间。总分解读：0分＝放松舒适，1～3分＝轻度疼痛，4～6分＝中度疼痛，7～10分＝严重疼痛。

2. 触觉　评估轻触觉和两点辨别觉。轻触或针刺检查从肩部到手部的感觉功能。依次检查肩部、上臂、前臂和手部。要求患儿闭眼，检查两点辨别觉。

总之，儿童感觉功能难以详细评估，可通过判断婴幼儿对皮肤特定刺激（如针刺、捏、热或冷）的反应来推断总体印象。咬伤手臂的迹象意味着受影响区域的感觉障碍。任何上肢感觉异常和不对称都要记录下来。

第二节　结构和功能评定

NBPP导致患儿身体结构和功能紊乱，如肌肉无力、弛缓性瘫痪、关节不稳定或挛缩等肌肉骨骼结构变化和感觉缺陷。NBPP患儿还可能出现运动发育问题，中枢神经系统可能会发生变化。所有这些问题加上长时间的神经损伤恢复期会导致患侧手臂的发育性失用，并减少日常生活中使用频率。准确记录运动功能，测量运动随时间的变化，对于制订NBPP治疗方案和评判疗效至关重要。随着儿童运动功能的发育变化，不同年龄要采取不一样的评估方法。进行肩、肘、腕、手关节的功能评定要采取专门设计的评估量表，以评估运动功能损伤程度，确定治疗目标和方案，预测恢复潜力。

因为对语言和手势指令的理解困难、注意力不集中、神经肌肉控制不足以及对检查过程恐惧等因素，运动功能评估时很难得到儿童的自愿主动合作。可以通过观察婴幼儿玩耍玩具的过程，采集关节主动活动度和肌肉力量（简称肌力）等相关信息。

一、关节活动度测量

NBPP的标志是关节主动活动度小于被动活动度。关节活动度的严重受限会影响儿童的动作完成和日常生活活动。NBPP患儿较常发生肩内旋挛缩和肘屈曲挛缩，表现为相关的被动关节活动度受限。但NBPP患儿出生后几个月才发生挛缩和关节半脱位。因此，早期被动关节活动范围受限多提示肌肉骨骼系统的异常。届时最好通过放射成像（X线片、CT、MRI等）来检查关节和骨骼的完整性。

关节活动度因性别、年龄、检查体位不同而存在差异。建议参考儿童的健侧上肢关节活动度，作为正常值对照。临床上最常采取量角器测量。具体检查结果可记录在表1-7中。在儿童评估中量角器的操作十分麻烦，但它提供了比视觉估计更精确的测量结果。由于NBPP患儿的代偿运动较多，测量时应采取措施避免代偿。

表1-7　常用上肢、手指关节活动度检查记录表

左侧		部位	检查项目	正常值/°	右侧	
A	P				A	P
		肩关节	屈曲	0～180		
			外展	0～180		
			伸展	0～60		
			外旋	0～90		
			内旋	0～70		
		肘关节	屈曲	0～150		
			后伸	0～10		
			旋前	0～80		
			旋后	0～80		
		腕关节	掌屈	0～80		
			背伸	0～70		
			尺偏	0～30		
			桡偏	0～20		

续 表

左侧		部位	检查项目	正常值/°	右侧	
A	P				A	P
		拇指	腕掌关节屈曲	0～15		
			腕掌关节伸展	0～20		
			掌指关节屈曲	0～50		
			指间关节屈曲	0～80		
			外展	0～70		
		示指、中指、环指、小指	掌指关节屈曲	0～90		
			掌指关节伸展	0～45		
			近端指间关节屈曲	0～100		
			远端指间关节屈曲	0～90		
			外展/内收	0～20		

注：A为主动关节活动度；P为被动关节活动度。

二、肌力评定

肌力评定以重力为标准。在消除重力和抗重力的情况下对运动进行测试，记录正常运动范围内的活动。其目的是评定患侧上肢的主动运动能力，以精确评估NBPP的早期恢复情况。各种肌力量表通常提供了单个肌肉群力量的结构化分级，但不能提供儿童上肢整体运动功能的状况。

1. 英国医学研究委员会（Medical Research Council，MRC）肌肉运动量表 MRC量表是最受认可的周围神经损伤患儿肌力评估标准。这项测试在消除重力、对抗重力和手动阻力的情况下，对肌肉力量进行6级评分制。由于MRC量表需要儿童自愿合作，因此很难应用于婴幼儿。随着患儿年龄增长（3岁以上），可以更好遵循口头命令。这时MRC量表（表1-8）就能很好地评估NBPP的肌肉力量。MRC量表可测量肩外展/内收、肩屈/伸、肘关节屈/伸、腕屈/伸、前臂旋前/旋后、手指屈/伸等动作的肌群力量。但是MRC量表缺乏对活动范围的评估。

表1-8　测量肌力的MRC量表

分级	表现
M0	没有肌肉收缩
M1	触摸到肌肉收缩，但无活动
M2	可以进行水平活动（消除重力）
M3	可以对抗重力活动
M4	可以对抗强于重力的阻力进行活动
M5	正常肌力

2. 主动运动量表（active movement scale，AMS） AMS是专为NBPP婴幼儿（0～3岁）开发的。现在被用于新生儿到18岁儿童的评定，在临床研究中常用。评估要求儿童裸露上半身和手臂，采取仰卧、侧卧、坐位或立位的姿势。AMS评定了15个选定的上肢动作，包括肩关节、肘关节、前臂、手腕、手指和拇指。AMS每个动作得分从0到7分（表1-9）。

表1-9　主动运动量表（AMS）

项目	评分	评分标准	
		项目	评分
肩部外展	＿＿＿		
肩部内收	＿＿＿	消除重力	
肩部屈曲	＿＿＿	无收缩	0
肩部外旋	＿＿＿	有收缩，无动作	1
肩部内旋	＿＿＿	运动≤1/2正常活动范围	2
肘部屈曲	＿＿＿	运动＞1/2正常活动范围	3

续　表

项目	评分	评分标准	
		项目	评分
肘部伸展	——	全正常活动范围运动	4
前臂旋前	——	抗重力	
前臂旋后	——	运动≤1/2正常范围	5
手腕屈曲	——	运动＞1/2正常范围	6
手腕伸展	——	全正常活动范围运动	7
手指屈曲	——		
手指伸展	——		
拇指屈曲	——		
拇指伸展	——		

患儿应放在平坦、坚固的床面上，有活动或滚动的空间。可使用发声的拨浪鼓或玩具来刺激运动。首先评估消除重力的动作，以确定是否可以取得4分。例如，给肩部屈曲评分，患儿被放置在消除重力的位置，即侧躺在健侧手臂上，患侧手臂在身体上方。使用玩具对患儿手臂进行触觉刺激，然后向前移动玩具。这会将患儿注意力吸引到手臂上，并鼓励肩部屈曲。如果看到最小的主动运动，则触诊患儿肩部的三角肌前区，以检测肌肉运动的收缩。如果与健侧相比，患儿患侧主动活动的范围小于全范围，则给出3分或更低的分数。如果获得全范围的前屈（得分为4分），可将患儿改为坐姿，以观察抗重力运动。同样，鼓励患儿向前伸手去拿东西。根据观察到的最大运动范围，给予5分或更高的抗重力分数。

AMS评分原则：①每一个关节运动都必须在消除重力情况下获得4分后，才能取得更高的抗重力分数。②在可用被动活动范围内分配肌力等级评分。例如，肘部存在屈曲挛缩。当消除重力时，肘部可以伸展到挛缩的极限，则评4分。③在年龄合适的活动范围内评估关节活动度。以健侧肢体作为对照，评估正常活动范围。④在掌指关节处评估手指屈伸情况。手指屈曲是观察指尖和手掌之间的静止距离。⑤手指屈曲或伸展评分采纳最好的手指运动得分。例如，示指屈曲得分为7分，其他手指得分为2分，则手指屈曲最终得分为7分。

三、各关节运动功能评定

随着婴幼儿的成长，整个上肢的运动功能变得至关重要。以下分别介绍肩、肘、腕和手的量化功能评定。

（一）肩关节评定

1. 改良Mallet量表 3岁以上NBPP患儿通常采用改良Mallet量表，对肩关节主动运动功能进行观察和评分（表1-10）。评估肩关节外展、外旋、手触颈、手触脊柱、手触口、肩内旋6个动作，给予0～5分。6个动作得分相加，即是总分，总分最高为30分，分数越高，说明功能越好。

表1-10　改良Mallet量表的评分标准

患侧肩关节	无法检测	I 级	II 级	III 级	IV 级	V 级
整体外展	不能	无活动	<30°	30°～90°	>90°	正常活动
整体外旋	不能	无活动	<0°	0°～20°	>20°	正常活动
手触颈	不能	无活动	做不到	困难	容易	正常活动
手触背	不能	无活动	做不到	第1骶椎	第12胸椎	正常活动
手触口	不能	无活动	标准吹喇叭征	部分吹喇叭征	<40°外展	正常活动
肩内旋	不能	无活动	做不到	屈腕时能触及	不屈腕时手能触及腹部	正常活动

改良Mallet量表的评估方法：①要求患儿采取坐姿，脚放在地

上，下背部、髋部没有得到支撑。②评估者首先口头讲述预期的动作，并为患儿演示动作。然后让患儿重复模仿演示姿势进行双侧运动。③如果患儿无法做到，那么评估者使用饼干和玩具等物品，诱使患儿移动肩部。例如，在患儿身上的目标位置粘上贴纸，以激励患儿达到预期的姿势。如有必要，评估者还可将患儿的手臂移到所需的位置，告诉患儿该怎么做，然后让患儿重复同样的动作。如果患儿最后仍没有完成动作，就被标记为不能检测。

图1-9展示了5岁右侧NBPP患儿进行Mallet量表评估时的表现。肩关节整体外展Ⅳ级，整体外旋Ⅳ级，手触颈Ⅳ级，手触背Ⅲ级，手触口Ⅳ级，内旋Ⅲ级。总分22分。

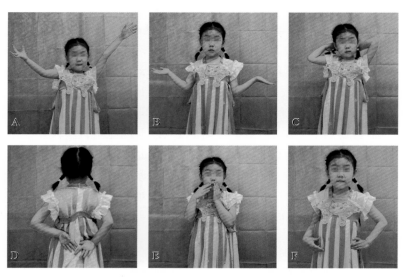

图1-9 右侧NBPP患儿进行Mallet量表评估时的表现
A.整体外展；B.整体外旋；C.手触颈部；D.手触背；E.手触嘴；F.内旋

2. 改良Gilbert肩部评估量表 3岁以下的NBPP婴幼儿通常使用改良Gilbert肩部评估量表评估肩关节功能（表1-11）。但它无法区分肩关节的上举和外旋，没有涉及肩内旋。

表1-11　改良Gilbert肩部评估量表

分级	肩功能	
0	肩完全瘫痪或固定畸形	
I	外展＝45°	无主动外旋
II	外展＜90°	无主动外旋
III	外展＝90°	主动外旋＜10°
IV	外展＜120°	主动外旋10°～30°
V	外展＞120°	主动外旋30°～60°
VI	外展＞150°	主动外旋＞60°

3. ABC环路肩部评估量表（ABC Loop量表）　ABC环路由腋窝环（axillary）、背环（back）和颅环（cranial）组成（图1-10）。该评估方案基于运动环路的概念。运动环路需要受试者有越来越大的活动度，才可达到一系列功能相关的位置。沿着运动功能环路，每个后续位置都需要增加肩部抬高、前屈/后伸、内收和/或旋转。ABC Loop量表用于3岁以上的儿童，不仅要对整个环路的完成能力评分，而且还要对运动质量进行评估。对于有功能缺陷的儿童，每个单独位置的运动质量都被分为"有能力""无能力"或"有补偿能力"。最后一项指儿童可以通过一些代偿性动作来达到目标。例如，在颅环中，稍微倾斜头部，才让手触到后脑勺。

（二）肘关节评定

1. Gilbert-Raimondi肘关节功能恢复量表　量表总评分提示肘关节功能恢复程度：0～1分恢复极差，2～3分恢复一般，4～5分恢复良好（表1-12）。

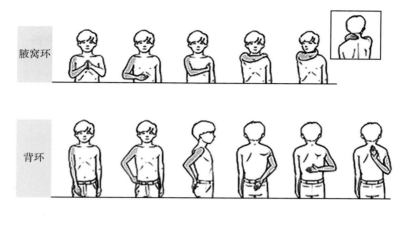

腋窝环

背环

颅环

图 1-10 ABC 环路肩部评估量表

表 1-12 Gilbert-Raimondi 肘关节功能恢复量表

功能	运动	评分
屈曲	无或轻度收缩	1
	不完全屈曲	2
	完全屈曲	3
伸展	无伸展	0
	较差伸展	1
	良好伸展	2
伸展缺陷	$0° \sim 30°$	0
	$30° \sim 50°$	-1
	$> 50°$	-2

2. 改良Mallet量表　同肩关节改良Mallet量表。

（三）腕功能评定

患侧腕关节功能可使用MRC评定量表。

（四）手功能评定

Raimondi量表用于评估手功能（表1-13）。适用年龄0 ～ 18岁。

表1-13　Raimondi量表

运动	分级
完全瘫痪或手指微屈但无功能；拇指无功能，不能捏物；无或仅有一点感觉	0
主动屈指活动受限；不能伸腕或伸指；拇指可侧捏	I
主动屈腕；被动屈指（肌腱固定术）；拇指可侧捏	II
主动全范围屈腕和屈指；拇指可部分外展、对掌；手内肌平衡；无主动旋后	III
主动全范围屈腕和屈指；主动伸腕；伸指不能或力弱；拇指位置良好，主动尺侧偏；有部分旋前/旋后功能	IV
除了手功能达到IV级，可以伸指，几乎全范围旋前/旋后	V

四、肌张力检查

NBPP患儿上肢的肌张力较低。检查时患侧上肢肌肉平坦，肌肉触感松软，关节极易被动过伸，姿势变化时无肌紧张表现。新生儿可使用上肢围巾征检查。新生儿仰卧位，拉患侧手臂经胸前到另一侧肩部。NBPP患儿肘部可越过中线。正常新生儿有较大阻力，肘部不能越过中线。

五、上肢长度/周径测量

随着NBPP患儿年龄的增长，两侧上肢的长度和周径可存在明显的不一致，提示其肢体萎缩的程度和肌肉骨骼功能异常。临床上主要采用皮尺测量。测量单位为cm。测量部位、体位和测量点见表1-14。因为个体差异明显，请参照儿童健侧上肢数值进行对照比较。

表1-14 上肢长度和周径测量

测量部位	测量体位	测量点
上肢长	上肢在体侧自然下垂，肘关节伸展，前臂旋后，腕关节中立位	肩峰外侧端到桡骨茎突的距离
上臂长	上肢在体侧自然下垂，肘关节伸展，前臂旋后，腕关节中立位	肩峰外侧端到肱骨外上髁的距离
前臂长	上肢在体侧自然下垂，肘关节伸展，前臂旋后，腕关节中立位	肱骨外上髁到桡骨茎突的距离
手长	手指伸展位	桡骨茎突到尺骨茎突的连线起始到中指末端的距离
上臂最大周径	上肢在体侧自然下垂，肘关节伸展	上臂中部，肱二头肌最粗部
前臂最大周径	前臂在体侧自然下垂	前臂近侧端最粗部

六、运动发育评估

NBPP婴幼儿必然努力增加健侧手臂的自发运动，以补偿单侧上肢瘫痪时无法执行的功能。这种习得性不使用患肢被称为"发育性失用"。因为他们在许多日常活动中从未使用患侧手臂。坐姿和躯干控制是正常运动发育重要组成部分。受到患肢发育性失用的负面影响，很多NBPP患儿存在姿势不对称。因此，NBPP患儿都应进行运动发育评估。常用的评定量表有婴儿运动表现测试（test of infant motor performance，TIMP）、Alberta婴儿运动量表（Alberta infant motor scale，AIMS）、Peabody运动发育量表-2（Peabody developmental motor scale 2nd ed，PDMS-2）、贝利婴幼儿发展量表第3版（Bayley scale of infant development 3rd ed，BSID-Ⅲ）等。

第三节　活动与参与评定

　　大多数NBPP评估工具是测量身体结构和功能，针对肌肉力量和关节运动等。相比之下，专注于评估活动和参与度的NBPP特定评估工具很少。NBPP患儿可能由于自我认知差、心理社会适应差或社会环境的影响，而在功能上受到限制。与同龄人相比，这些儿童在参与运动活动方面的自尊心较低。此外，对肢体外观满意度差等心理因素，也会影响NBPP患儿关于选择性手术和康复干预的决策。

　　活动和参与的测量分别评估儿童在任务期间和在独特环境中的上肢表现。目前针对NBPP患儿使用的测量方法包括日常生活活动非标准化问卷（nonstandardized activities of daily living questionnaires，nADLQ）、辅助手评估（assisting hand assessment，AHA）、儿科残疾评估量表（pediatric evaluation of disability inventory，PEDI）、儿科结果数据收集工具（pediatric outcomes data collection instrument，PODCI）等。单侧上肢损伤的NBPP患儿在现实世界活动中会更多自发地使用健侧上肢。而这些评估没有提供NBPP患儿单侧损伤肢体的活动或参与缺陷的定性信息。此外，AHA需要录像分析。这在繁忙的临床环境中具有挑战性。PEDI也不够敏感，对无手损伤的NBPP患儿自我护理能力限制无法确定。因此，标准化评估NBPP患儿上肢功能需要特异性的活动和参与结果测量工具。

　　1. 儿童上肢运动活动量表修订版（the pediatric upper

extremity motor activity log-revised，PMAL-R） PMAL-R是一项结构化访谈，评估现实世界中单侧或不对称受累患儿的患侧上肢使用情况，如偏瘫性脑瘫或NBPP患儿。PMAL-R基本上由"how frequency scale"和"how well scale"两个量表组成，分别评估患侧上肢在现实生活中的使用频率和运动质量。PMAL-R是第一个评估NBPP患儿单手活动中患侧手臂"使用频率"和"使用效果"的工具。它评估了现实世界中患侧手臂日常生活活动能力，可提供用于指导治疗的宝贵信息。

PMAL-R测试者与患儿的主要护理者进行了结构化的面对面访谈。询问22项日常活动的标准化问题，为涉及的单侧和双侧手臂的使用频率量和运动质量评分。how frequency scale（HO量表）和how well scale（HW量表）的评分范围为0～5分（表1-15）。评估大约需要20分钟。通过将问题答案的总分除以问题数量，获得每个量表的分数。量表分数越高，说明日常生活能力越好。

表1-15 儿童上肢运动活动量表修订版

项目	内容
1	手抓吃食物（如饼干、三明治）
2	拿起一个小物件（如樱桃、葡萄干、小珠子或骰子）
3	用叉子/勺子自行进食
4	刷牙
5	会做手势（如挥手、飞吻、发出嘘声）
6	推动手臂穿过衣服袖子
7	翻一页书
8	指向图片
9	伸手抓住头顶上的物体
10	按下按钮或按键（如玩具、门铃、键盘）
11	稳定自身平衡（如伸手保持坐位或站位平衡）
12	打开门或柜子（推或拉）

续　表

项目	内容
13	转动旋钮（如玩具上、门上）
14	使用手臂在地板上移动（如慢爬、匍匐爬、快爬）
15	脱下鞋子
16	脱下袜子
17	将一个大物体推过地板（如箱子、椅子、凳子）
18	持球
19	扔一个球或其他物体
20	使用圆柱形物体（如蜡笔、记号笔）
21	坐车时握住把手（如三轮车、购物车、婴儿车）
22	放置物体（如拼图、形状分类）

注：HO量表程度评分如下。

0分：未使用。活动中患儿根本没有使用患侧手臂。

1分：极差。在活动中患儿几乎没有使用患侧手臂。在活动期间患侧手臂可能移动过，但没有真正的功能帮助。

2分：很差。在活动中患儿使用了患侧手臂，但功能轻微。虽然患侧手臂积极参与活动，但健侧手臂或护理者完成了大部分工作。

3分：一般或中等。可使用患侧手臂完成活动，但是表现非常缓慢和/或很大困难。

4分：几乎正常。患侧手臂能够独立完成活动，但表现有些困难和/或不准确。

5分：正常。患侧手臂正常活动。

HW量表程度评分如下。

0分：未使用。患儿没有使用患侧手臂进行活动。

1分：极少。5%～10%时间患儿偶尔会用患侧手臂进行活动，但极少。

2分：很少。大约25%时间患儿有时使用患侧手臂，但大多数时间使用健侧手臂进行活动。

3分：有时。大约50%时间患儿患侧手臂用于执行活动频率，只有健侧手臂的一半。

4分：经常。大约75%时间患儿患侧手臂经常进行活动，频率约为健侧手臂的3/4。

5分：正常。90%～100%时间患儿使用患侧手臂与使用健侧手臂进行活动的频率相同。

儿童上肢运动活动量表修订版（PMAL-R）量表可以区分NBPP不同的加什卡斯分型。Ⅰ型患儿的HW量表和HO量表评分最高，Ⅱ型、Ⅲ型、Ⅳ型患儿的评分稳步下降。这些结果表明，PMAL-R可用于评估日常生活中NBPP患儿患侧上肢的使用频率和质量，为管理家庭康复治疗计划提供了独特的视角。

NBPP患儿在临床评估中所展示出的功能与日常生活中实际运用的能力之间可能存在差距。患儿可能"发育忽视"或"不使用"，对患肢的运用和发育产生不利影响。在日常生活中评估NBPP患儿患肢，并对比PMAL-R的HO量表和HW量表获得的分数，可为康复治疗提供有价值的信息。

2. 臂丛神经效果测评（brachial plexus outcome measure，BPOM） NBPP患儿上肢存在肌肉失衡、挛缩和关节畸形等结构性问题，限制了日常生活活动的开展。BPOM量表由艾米莉·埃斯·何于2012年制定，包含14个测量活动和自我评估的项目。适用年龄4～18岁。BPOM量表与世界卫生组织ICF的理论框架非常一致。它评估NBPP患儿日常生活活动的患侧手臂功能，衡量ICF参与部分。BPOM量表有2个分量表：活动和自我评价。活动子量表包含3个部分，分别为肩部，肘部和前臂，以及手腕、手指和拇指（表1-16）。自我评估子量表（图1-11）包括2个视觉模拟量表（用于评估上肢和手的活动情况），以及1个视觉模拟量表（用于评估儿童上肢和手的外观）。

BPOM自我评估量表提供一种常规和标准化的测量方法，通过量化儿童对上肢功能表现和外观的满意度，以确定心理社会因素对儿童整体功能产生负面影响程度。该量表对7岁以上儿童最为可靠。BPOM活动子量表需要进行主动关节运动评估手臂的功能，从而获得儿童活动和参与水平的总分。共有11个项目，每个项目的得分顺序在1～5。分数5分至1分依次表示患侧手臂：现在容易做、现在有点难做、现在很难做、现在不能做、从未做过此活动。得分越高，说明运动能力越强。总分（最高55分）是各部分得分的总和。图1-12显示了一名右臂丛神经损伤患儿评估BPOM活动时的表现。

表1-16 臂丛神经效果测评（BPOM）活动子量表

任务项目	功能运动得分	功能运动评分标准
肩部 手放在头后部：梳到后脑勺 向前伸，举过头：用两只手将一个容器直接放在患儿的头上方 中线活动：在肚脐水平按扣或解开按扣 手放在后裤袋：将患侧手指放入同侧后裤袋 **肘部与前臂** 手对嘴：用健侧手握住盘子，从盘子里拿起饼干放入嘴 使用计算机鼠标：使用患侧手的单一手指控制鼠标 击鼓：在桌子上用鼓棒敲鼓 掌心向上托着盘子：用患侧手掌心向上托盘子 **手腕、手指和拇指** 打开大型盒子：打开带有卡扣盖（直径为12cm的盒子） 拉开中等阻力的康复橡皮泥：通过主动伸腕，有力抓握拉开康复橡皮泥 穿珠子：用患侧手精确抓握（捏紧）住珠子或绳子		1分：不能完成任务 2分：完成任务。仅使用健侧手臂 3分：完成任务。患侧手臂缺乏主动运动，使用被动运动来完成任务 4分：完成任务。患侧手臂借助补偿动作，主动完成任务 5分：用正常运动模式完成任务

A. 评估儿童上肢和手活动的视觉模拟量表

1. 我的上肢活动

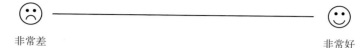

非常差　　　　　　　　　　　　　　　　　　　　　非常好

2. 我的手活动

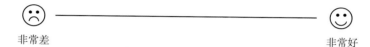

非常差　　　　　　　　　　　　　　　　　　　　　非常好

B. 评估儿童上肢和手外观的视觉模拟量表

我的上肢和手看起来

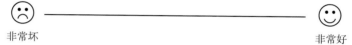

非常坏　　　　　　　　　　　　　　　　　　　　　非常好

图1-11　BPOM自我评估子量表

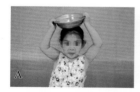
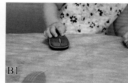
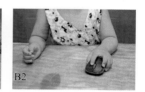
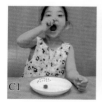
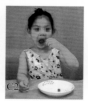
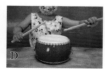
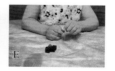

图1-12　右臂丛神经损伤患儿评估BPOM活动时的表现

注：A.肩前屈，上举过头，孩子用两只手将盆子放在头上方；B.使用计算机鼠标，使用单一手指控制鼠标，B1患手，B2健手；C.手对嘴，从盘子里拿起饼干放入嘴，C1患手，C2健手；D.击鼓，在桌子上用鼓棒敲鼓；E.穿珠子，用患侧手精确捏紧珠子。

测评单手活动对NBPP患儿很重要。BPOM评估患侧手臂在双侧和单侧活动中的功能。但与PMAL-R不同，它由医疗专业人员在临床环境中进行评估。

3. PODCI　PODCI在ICF范围内评估NBPP患儿的活动、参与和环境因素。它包括7个分量表：上肢和身体功能、转移和基本活动能力、运动和身体功能、疼痛/舒适、幸福、整体功能、对治疗和满意度的期待。PODCI的总体评分和子表评分均在0～100分，评分越高表明残疾程度越高。PODCI通常用于评估NBPP的活动和参与。但是它不直接针对患侧上肢，而是针对日常生活的一般方面。

相关基础知识

第一章

解 剖 知 识

第一节 上肢神经

上肢由臂丛神经支配（图2-1）。它属于周围神经，包含传入的感觉纤维和传出的运动纤维，以及来自交感神经的神经纤维。由 C_5 ～ T_1 神经根的前支构成，C_5、C_6 组成上干，C_8、T_1 组成下干，

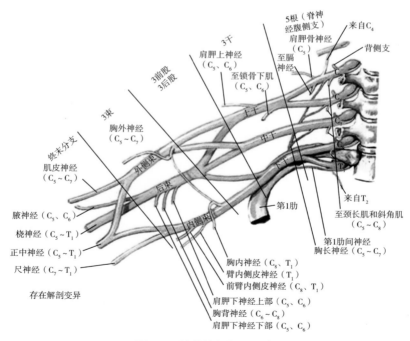

图 2-1 臂丛神经解剖示意

C_7 单独为中干。由各干再分出前后股，上、中干的前股构成外侧束（$C_5 \sim C_7$），下干的前股构成内侧束（C_8、T_1），三干的后股共同构成后束。

1. 自臂丛根部发出的神经分支　①胸长神经（$C_5 \sim C_7$），支配前锯肌。②肩胛背神经（$C_4 \sim C_6$），支配肩胛提肌、菱形肌。

2. 自干部分出的神经分支　肩胛上神经（C_5、C_6），支配冈上肌、冈下肌。

3. 自股部外侧束发出的神经分支　胸前外侧神经（$C_5 \sim C_7$），支配胸大肌锁骨部和胸小肌。

4. 自外侧束发出的神经分支　①肌皮神经（$C_4 \sim C_6$），支配肱二头肌、肱肌、喙肱肌。②正中神经的外侧头（$C_5 \sim C_7$），支配旋前圆肌，桡侧腕屈肌，掌长肌，指浅屈肌，拇长屈肌，第1、第2指深屈肌，旋前方肌。

5. 自后束发出的分支　①肩胛下神经（$C_5 \sim C_7$），支配肩胛下肌、大圆肌。②胸背神经（$C_6 \sim C_8$），支配背阔肌。③腋神经（C_5、C_6）支配三角肌、小圆肌。④桡神经（$C_5 \sim C_8$、T_1）支配肱三头肌、肘肌、旋后肌和一切伸肘、腕、指的肌肉。

6. 自内侧束发出的神经分支　①臂和前臂内侧皮神经（C_8、T_1），为感觉神经，分布于上臂内侧皮肤和前臂内侧皮肤。②尺神经（C_8、T_1）支配尺侧腕屈肌，第3、第4指深屈肌，小指展肌，小指对掌肌，第3、第4蚓状肌，骨间肌，拇收肌，拇短屈肌深侧头。③正中神经内侧头（C_8、T_1）支配大鱼际肌和第1、第2蚓状肌和骨间肌。④胸前内侧神经（C_8、T_1）支配胸大肌胸骨部。

7. 当神经根从椎间孔发出时会同时并入来自交感神经节的分支　C_5 和 C_6 并入来自颈中神经节的神经纤维，C_7 和 C_8 并入来自颈下神经节的神经纤维，T_1 并入其邻近神经节的神经纤维。这些神经纤维发出部位均位于背根神经节以远范围。掌握臂丛神经和交感神经节之间的关系，有助于检查者通过 Horner 综合征（上睑下垂、瞳孔缩小、眼球凹陷、面部无汗）的出现推断损伤平面可能位于C_8、T_1神经根近端部位。

上肢感觉神经分布区，C_5支配肩关节部位皮肤，C_6支配前臂外侧及拇指皮肤，C_7支配中指背侧及掌侧皮肤，C_8支配手掌内侧或尺侧1/3区域以及小指和小鱼际外侧皮肤，T_1支配前臂内侧半近肘部，T_2支配上臂内侧而T_3支配臂内侧近腋窝部皮肤（图2-2）。在后束伴腋神经、桡神经发出的感觉神经皮支支配上臂外侧和上臂后侧以及前臂后侧皮肤，在外侧束伴肌皮神经和正中神经发出的感觉神经皮支支配前臂外侧和手掌桡侧半皮肤，在内侧束伴尺神经发出感觉神经皮支支配手尺侧和小指皮肤（表2-1）。

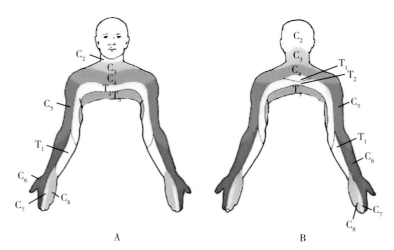

图2-2　臂丛神经感觉分布示意图

注：A.前面观；B.后面观。

表2-1　臂丛神经损伤部位对应的上肢感觉神经分布区

受损部位	累及神经	受累感觉区域
C_5、C_6	腋神经、肌皮神经、桡神经、锁骨下神经、肩胛背神经、胸长神经、肩胛上神经、肩胛下神经、胸外侧神经、正中神经	肩关节部位皮肤，前臂外侧及拇指皮肤
C_7	肌皮神经、桡神经、正中神经、胸长神经、胸外侧神经、胸背神经	中指背侧及掌侧皮肤
C_8、T_1	桡神经、尺神经、正中神经、胸内侧神经、胸背神经、臂内侧皮神经、前臂内侧皮神经	手掌内侧或尺侧1/3区域以及小指和小鱼际外侧皮肤
T_1		前臂内侧半近肘部
外侧束	肌皮神经、正中神经、胸外侧神经	臂外侧和手掌桡侧半皮肤
后束	腋神经、桡神经、肩胛下神经、胸背神经	臂外侧和上臂后侧以及前臂后侧皮肤
内侧束	尺神经、正中神经、胸内侧神经、臂内侧皮神经、前臂内侧皮神经	手掌尺侧和小指皮肤

第二节　上肢肌肉

本节从功能解剖角度介绍上肢肌肉走向和作用，具体如表2-2所示。

表2-2 上肢肌肉的功能解剖

完成动作	肌肉及神经支配	肌肉走向及功能
肩外展	**冈上肌**（肩胛上神经支配）	起自肩胛骨冈上窝，止于肱骨大结节，可完成上臂外展0°～30°的活动
	三角肌（腋神经支配）	起自锁骨外侧1/3、肩峰及肩胛冈，止于三角肌粗隆。三角肌的所有肌纤维收缩完成上臂外展30°以后的活动
肩前屈	**喙肱肌**（肌皮神经支配）	起自肩胛骨喙突，止于肱骨体中1/3内侧面。为前屈上臂的主要肌肉
	肱二头肌（肌皮神经支配）	长头起自肩胛骨盂上结节，短头起自肩胛骨喙突，止于桡骨粗隆和覆盖于屈肌总腱上的肱二头肌腱膜，与喙肱肌协同完成上臂前屈
	三角肌（腋神经支配）	起自锁骨外侧1/3、肩峰及肩胛冈，止于三角肌粗隆。三角肌肌束分前、中、后三束，前束可使臂前屈
	胸大肌（胸前神经支配）	起自锁骨内侧部、胸骨、第1～7肋，止于肱骨结节间沟外侧端。胸大肌纤维分为胸骨部和锁骨部，锁骨部可使臂前屈
肩后伸	**肱三头肌**（桡神经支配）	长头起自肩胛骨的盂下结节，外侧头起自肱骨干后部的近侧半，内侧头起自肱骨干后部的远侧半，止于尺骨鹰嘴。长头完成上臂的后伸活动
	背阔肌（肩胛背神经支配）	起自T$_7$～L$_5$棘突，髂嵴后部和骶骨后面（借助胸腰腱膜）止于肱骨结节间沟的内侧唇。可将前屈、上举的手臂向下向后运动
	大圆肌（肩胛下神经支配）	为背阔肌的小助手，可与背阔肌协同完成上肢的后伸活动
	三角肌（腋神经支配）	起自锁骨外侧1/3、肩峰及肩胛冈，止于三角肌粗隆。三角肌肌束分前、中、后三束，后束可使臂后伸

续　表

完成动作	肌肉及神经支配	肌肉走向及功能
肩内旋	**肩胛下肌**（肩胛下神经支配）	起自肩胛下窝，止于肱骨小结节。肩胛下肌是组成肩袖的4块肌之一，是最大的肩袖肌及唯一的内旋肌
	背阔肌（肩胛背神经支配）	起自T_7～L_5棘突、髂嵴后部和骶骨后面（借助胸腰腱膜），止于肱骨结节间沟的内侧唇。可使肱骨内旋
	大圆肌（肩胛下神经支配）	为背阔肌的小助手，可与背阔肌协同完成上肢的内旋活动
	胸大肌（胸前神经支配）	起自锁骨内侧部、胸骨、第1～7肋，止于肱骨结节间沟外侧端。可使臂内旋
	三角肌（腋神经支配）	起自锁骨外侧1/3、肩峰及肩胛冈，止于三角肌粗隆。三角肌肌束分前、中、后三束，前束可使臂旋内
肩外旋	**小圆肌**（腋神经支配）	起自肩胛骨外侧缘上部，止于肱骨大结节。小圆肌是肩袖肌群之一，它和冈下肌一起将臂旋外，可使肱骨头向后就位于关节窝内，并可防止对肩胛骨喙突的撞击
	冈下肌（肩胛上神经支配）	起自肩胛骨冈下窝，止于肱骨大结节。冈下肌是肩袖肌群之一，是肩关节旋外最有力的肌肉。它与小圆肌可使肱骨头向后就位于关节窝内，并可防止对肩胛骨喙突的撞击
	三角肌（腋神经支配）	起自锁骨外侧1/3、肩峰及肩胛冈，止于三角肌粗隆。三角肌肌束分前、中、后三束，后束可使臂旋后
肩内收：使上臂内收向胸廓侧壁靠拢	肩胛下肌、大圆肌、背阔肌、小圆肌、冈下肌收缩可夹紧腋下	

完成动作	肌肉及神经支配	肌肉走向及功能
肩内收：使上臂内收至胸前	喙肱肌、肱二头肌短头、胸大肌	
肩上举	**胸大肌**（胸前神经支配）	起自锁骨内侧部、胸骨、第1～7肋，止于肱骨结节间沟外侧端。完成上肢肩水平以上过头上举90°～180°的活动
	背阔肌（肩胛背神经支配）	起自T_7～L_5棘突、髂嵴后部和骶骨后面（借助胸腰腱膜），止于肱骨结节间沟的内侧唇。与胸大肌协同完成手臂上举过头90°～180°的活动
	大圆肌（肩胛下神经支配）	为背阔肌的小助手，可与背阔肌协同完成手臂上举动作
	三角肌（腋神经支配）	起自锁骨外侧1/3、肩峰及肩胛冈，止于三角肌粗隆。三角肌肌束分前、中、后三束，后束可协助使臂上举过顶
肘屈曲	**肱肌**（肌皮神经支配）	起自肱骨前面远侧半，止于尺骨结节和冠突。前臂旋前位时肱肌屈肘最有力
	肱二头肌（肌皮神经支配）	长头起自肩胛骨盂上结节，短头起自肩胛骨喙突，止于桡骨粗隆和覆盖于屈肌总腱上的肱二头肌腱膜。前臂旋后位时屈肘最有力
	肱桡肌（桡神经支配）	起自肱骨外侧髁上嵴近端2/3，止于桡骨茎突外侧。当前臂中立位虎口向上时屈肘最有力，其次桡侧腕屈肌、掌长肌、尺侧腕屈肌、旋前圆肌，也具有不同程度的屈肘能力
肘伸直	肱三头肌（桡神经支配）	长头起自肩胛骨的盂下结节，外侧头起自肱骨干后部的近侧半，内侧头起自肱骨干后部的远侧半，止于尺骨鹰嘴。为伸肘的有力肌肉

续　表

完成动作	肌肉及神经支配	肌肉走向及功能
	肘肌（桡神经支配）	起自肱骨外上髁后面，止于尺骨鹰嘴外侧面、尺骨骨干近端后面。协助肱三头肌伸肘。其次桡侧腕长伸肌、桡侧腕短伸肌、旋后肌、尺侧腕伸肌、指伸肌、小指伸肌都可协同完成伸肘活动
前臂旋后	肱桡肌（桡神经支配）	起自肱骨外侧髁上嵴近端2/3，止于桡骨茎突外侧。前臂屈肘中立位时可将前臂旋后
	旋后肌（桡神经支配）	起自肱骨外上髁和尺骨旋后嵴，止于桡骨近端1/3的后、前和外侧面。在肘部伸展中或伸展后旋后肌最有力
	肱二头肌（肌皮神经支配）	长头起自肩胛骨盂上结节，短头起自肩胛骨喙突，止于桡骨粗隆和覆盖于屈肌总腱上的肱二头肌腱膜。在屈肘位时前臂旋后最有力。示指伸肌在旋后活动中也具有一定功能
前臂旋前的肌肉（协同肱桡肌、桡侧腕屈肌、桡侧腕长伸肌共同完成前臂旋前活动）	旋前圆肌（正中神经支配）	起自肱骨内上髁和尺骨喙突内侧面，止于桡骨外侧中1/3处，是前臂在伸肘或屈肘时有力的旋前肌
	旋前方肌（正中神经支配）	起自尺骨远端1/4的前面和内侧，止于桡骨远端1/4的前面和外侧。在肘伸直位时使前臂旋前更有优势
腕屈曲的肌肉（协同指浅屈肌、指深屈肌、拇长屈肌共同完成屈腕动作）	桡侧腕屈肌（正中神经支配）	起自肱骨内上髁，止于第二掌骨和第三掌骨底的掌侧。屈腕功能在前臂旋后时更强大
	掌长肌（正中神经支配）	起自肱骨内上髁，止于屈肌支持带和掌腱膜。具有紧张掌筋膜，屈腕的作用
	尺侧腕屈肌（尺神经支配）	起自肱骨内上髁、尺骨鹰嘴内侧面及尺骨后缘近端2/3处，止于豌豆骨、钩骨和第五掌骨基底掌侧。同桡侧腕屈肌，屈腕功能在前臂旋后时更强大

完成动作	肌肉及神经支配	肌肉走向及功能
腕背伸（桡侧腕长伸肌、桡侧腕短伸肌、尺侧腕伸肌加示指伸肌、小指伸肌、拇长伸肌协同作用，共同完成伸腕动作）	**桡侧腕长伸肌**（桡神经支配）	起自肱骨外上髁嵴远端1/3处，止于第二掌骨底背面。可桡偏伸腕
	桡侧腕短伸肌（桡神经支配）	起自肱骨外上髁，止于第三掌骨底背侧。可桡偏伸腕
	尺侧腕伸肌（桡神经支配）	起自肱骨外上髁、尺骨后缘中部1/3处，止于第五掌骨底背侧。可尺偏伸腕
	指伸肌（桡神经支配）	起自肱骨外上髁，止于第2～5指中节和远节指骨背侧。可协助伸腕
腕桡偏	**桡侧腕屈肌**、桡侧腕长伸肌、**桡侧腕短伸肌、拇长展肌、拇短伸肌**、拇长伸肌	以上桡侧腕屈肌和桡侧腕伸肌，以及一些运动拇指的肌肉协同作用共同完成腕桡偏动作
腕尺偏	**尺侧腕屈肌、尺侧腕伸肌**	以上尺侧腕伸肌和尺侧腕屈肌协同作用共同完成腕尺偏活动
四指屈曲	**指浅屈肌**（正中神经支配）	起自肱骨内上髁和尺侧副韧带、尺骨冠突内侧、桡骨粗隆远端骨干前面的近1/2处，四条肌腱止于第2～5中节指骨掌侧。可屈曲第2～5近端指间关节，还可协助屈曲第2～5掌指关节
	指深屈肌（正中神经支配第2和第3指，尺神经支配第4和第5指）	起自尺骨近端3/4的前内面和骨间膜，四条肌腱附着于第2～5远节指骨底掌侧。可屈曲第2～5远节指间关节和屈曲第2～5近节指间关节以及掌指关节
	小指短屈肌（尺神经支配）	起自钩骨钩和屈肌支持带，止于小指第1节指骨底的内侧。此肌有屈小指并使小指外展的作用

续　表

完成动作	肌肉及神经支配	肌肉走向及功能
四指屈曲	**蚓状肌**（第1、2蚓状肌受正中神经支配，第3蚓状肌由尺神经和正中神经共同支配。第4蚓状肌由尺神经支配）	起自各指深屈肌腱的桡侧，肌纤维向指端方向移行于肌腱，绕过第2～5指第1节指骨的桡侧，分别移行于第2～5指的指背腱膜。此肌收缩时，屈第2～5指的掌指关节，伸第2～5指的指间关节，交错屈曲2～5指
	骨间肌（尺神经支配）分为骨间掌侧肌和骨间背侧肌	骨间掌侧肌为三条小肌肉，在第2～5掌骨间隙内。第1骨间掌侧肌起自第三掌骨的尺侧面，肌腱绕过示指近节指骨的尺侧，第2、3骨间掌侧肌起自第4、5掌骨的桡侧面，肌腱绕过第4、5近指节指骨桡侧。三条肌腱分别抵止于各该指第1节指骨底，并平第1节指骨处移行于各指的指背腱膜。此肌收缩时，使示指、环指和小指产生内收动作（向中指靠拢的动作），并屈上述各指的掌指关节和伸上述各指的指骨间关节
		骨间背侧肌，位于4个掌骨间隙内，第2、3间隙内的骨间背侧肌分别起自相邻掌骨的相对面，附着于中指第1节指骨底的两侧，并移行于它的指背腱膜。第1骨间隙内的骨间背侧肌，附着于示指第1节指骨底的外侧，并移行于该指的指背腱膜，第4骨间隙内的骨间背侧肌，附着于环指第1节指骨底的内侧，并移行于该指的指背腱膜。此肌收缩时，可固定中指，使示指和环指外展（即远离中指），屈第2～4掌指关节和伸其指骨间关节
四指伸展	**指伸肌**（掌指关节，近端指间关节和远端指间关节，桡神经支配）	起自肱骨外上髁，止于第2～5指中节和远节指骨背侧。可伸展第2～5掌指关节、近端及远端指间关节

续　表

完成动作	肌肉及神经支配	肌肉走向及功能
	示指伸肌（第2掌指关节，近端指间关节和远端指间关节，桡神经支配）	起自尺骨骨干后面，骨间膜，止于第2指近节指骨底并进入其伸指肌腱。可独立伸展示指掌指关节和指间关节
	小指伸肌（第5掌指关节，近端指间关节和远端指间关节，桡神经支配）	起自肱骨外上髁，止于第5指近节指骨底的背侧。可独立伸展小指掌指关节和指间关节
	蚓状肌、骨间肌也有协助伸指的功能	
四指内收	**骨间掌侧肌**（受尺神经支配）	位于指深屈肌腱和蚓状肌的深面，居第2～5掌骨相邻的掌骨间隙内，为三条小肌肉。第一条肌肉起自第2掌骨的尺侧面，第2、3条肌肉分别起自第4、5掌骨的桡侧面。第1骨间掌侧肌的肌腱绕过示指第1节指骨的尺侧，第2、3骨间掌侧肌的肌腱绕过第4、5指第1节指骨的桡侧。各肌腱分别抵止于各指第1节指骨底，并平第1节指骨处移行于各指的指背腱膜。此肌收缩时，使示指、环指和小指产生内收动作（向中指靠拢的动作），并屈上述各指的掌指关节和伸上述各指的指骨间关节
四指外展	**小指展肌**（尺神经支配）	起自豌豆骨和豆钩韧带，肌纤维斜向下内，止于小指第1节指骨底的内侧，一部分移行于小指的指背腱膜，此肌收缩时，使小指外展（即小指远离中指）屈掌指关节，伸指关节

续 表

完成动作	肌肉及神经支配	肌肉走向及功能
	骨间背侧肌（受尺神经支配）	起自相邻掌骨的相对面，肌束向指端移行于肌腱，第3掌骨两侧的骨间背侧肌，分别附着于中指第1节指骨底的两侧，并移行于它的指背腱膜。第1骨间隙内的骨间背侧肌，附着于示指第1节指骨底的外侧，并移行于该指的指背腱膜、第4骨间隙内的骨间背侧肌，附着于环指第1节指骨底的内侧，并移行于该指的指背腱膜。此肌收缩时，可完成两个动作：一是中指固定，示指和环指外展（即远离中指）；二是屈四指的掌指关节并伸指骨间关节
		示指伸肌、小指伸肌也可使手指外展
拇指屈曲	**拇长屈肌**（腕掌、掌指和指间关节，正中神经支配）	起自桡骨干前面和骨间膜，止于拇指远节指骨底掌侧。屈曲拇指包括：腕掌关节、掌指关节和指间关节
	拇短屈肌（腕掌、掌指关节，正中神经支配）	此肌有深浅两个头：浅头起自屈肌支持带和大多角骨结节，深头起自小多角骨、头状骨和腕骨间掌侧韧带，深浅头汇合，以一含有籽骨的肌腱止于拇指近节指骨底的桡侧缘。此肌收缩时，主要是屈拇指的掌指关节
	拇收肌（掌指关节，尺神经支配）	有两个头：即斜头和横头。斜头起自头状骨，横头起自头状骨和第3掌骨的前面。斜横两头的肌束，向桡侧方向集中，止于拇指第1节指骨底的尺侧及其籽骨。此肌收缩时，使拇指内收和屈曲
	拇对掌肌（正中神经支配）	起自屈肌支持带和大多角骨结节，止于第1掌骨外侧缘的全长，直至掌骨头。此肌收缩时，牵拉第1掌骨向手掌方向移动，产生对掌运动，同时第一腕掌关节屈曲

续 表

完成动作	肌肉及神经支配	肌肉走向及功能
拇指背伸	**拇长伸肌**（桡神经支配）	起自尺骨后面中间1/3处、骨间膜，止于第一远节指骨底背侧。可向背侧伸展拇指
	拇短伸肌（桡神经支配）	起自桡骨后面远端1/3处、骨间膜，止于第一指近节指骨底背侧。可向背侧伸展拇指
	拇长展肌（桡神经支配）	起自尺骨和桡骨后面中间1/3处、骨间膜，止于第一掌指底背侧。可向背侧伸展拇指
拇指内收	**拇收肌**（腕掌关节，尺神经支配）	有二个头：即斜头和横头。斜头起自头状骨，横头起自头状骨和第3掌骨的前面。斜横两头的肌束，向桡侧方向集中，止于拇指第1节指骨底的尺侧及其籽骨。此肌收缩时，使拇指内收和屈曲
	拇指对掌肌（正中神经支配）	起自屈肌支持带和大多角骨结节，止于第1掌骨外侧缘的全长，直至掌骨头。此肌收缩时，牵拉第1掌骨向手掌方向移动，产生对掌运动，同时也协同拇收肌内收拇指
拇指外展	**拇长展肌**（桡神经支配）	起自尺骨和桡骨后面中间1/3、骨间膜，止于第一掌指底背侧。可伸展拇指
	拇短展肌（正中神经支配）	起自屈肌支持带和舟骨结节，止于拇指近节指骨底的桡侧和桡侧籽骨。可使拇指外展
	拇短伸肌和拇短屈肌协同运动，可协助拇长展肌和拇短展肌完成拇指外展活动。	
拇指对掌	**拇指对掌肌**（正中神经支配）	起自屈肌支持带和大多角骨结节，止于第1掌骨外侧缘的全长，直至掌骨头。此肌收缩时，牵拉第1掌骨向手掌方向移动，产生对掌运动

续　表

完成动作	肌肉及神经支配	肌肉走向及功能
拇指短屈肌（正中神经支配）	此肌有深浅两个头；浅头起自屈肌支持带和大多角骨结节，深头起自小多角骨、头状骨和腕骨间掌侧韧带，深浅头汇合，以一含有籽骨的肌腱止于拇指近节指骨底的桡侧缘。此肌收缩时，主要是屈拇指的掌指关节，与拇指展肌协同辅助拇对掌肌完成拇指对掌活动
拇短展肌（正中神经支配）	起自屈肌支持带和舟骨结节，止于拇指近节指骨底的桡侧和桡侧籽骨。可使拇指外展，与拇短屈肌协同辅助拇对掌肌完成拇指对掌活动

注：加粗标注的肌肉是完成动作的主动肌，其他肌肉是辅助肌或协同肌。

第三节　上肢骨与关节

上肢包括上肢带骨和上肢骨。上肢带骨包括锁骨和肩胛骨，上肢骨包括肱骨、尺骨、桡骨、腕骨、掌骨和指骨。骨与骨之间的连接称为关节，上肢的关节包括肩关节、肩锁关节、胸锁关节、肩胛胸壁关节、肘关节、腕关节、掌指关节和指间关节。新生儿时期骨与关节的结构、功能发育不完善，伴随粗大和精细运动的产生，逐渐促使骨骼和关节发育完善。臂丛神经损伤导致上肢肌肉部分或全部瘫痪，使处于发育中的关节、骨骼缺乏正常运动刺激，而导致患肢发育迟缓甚至发生畸形，进一步影响肢体活动。了解正常的骨骼形态、关节结构和关节活动度有助于判断疾病程度及愈后。

一、锁骨与关节

锁骨为一对S形长骨，出生后已具备基本形态，内侧端与胸骨构成胸锁关节，外侧端与肩胛骨构成肩锁关节。

1. 胸锁关节 是一个复合关节，包括锁骨内侧端、胸骨的锁骨面和第一肋的软骨端。胸锁关节间有一关节盘，它能调整不规则的关节面，起到稳定和减震的作用。胸锁关节主要参与以下运动。

（1）锁骨的上抬和下沉运动：锁骨的上抬和下沉运动发生于冠状面上，是围绕胸锁关节的前后轴（矢状轴）进行的。锁骨上抬0°～45°，下沉0°～10°。

（2）锁骨的前伸和后缩运动：锁骨前伸后缩的关节运动发生于水平面上，是围绕胸锁关节的垂直轴进行的。锁骨在水平方向至少有15°～30°的前伸或后缩活动范围。

（3）锁骨的轴向旋转运动：锁骨的轴向旋转运动发生于矢状面上，是围绕锁骨的长轴进行的。在肩关节外展或屈曲时，锁骨上抬，同时喙锁韧带紧张而使锁骨沿着长轴向后旋转40°～50°，而当手臂回到体侧时旋转的锁骨回到中立位。

2. 肩锁关节 为平面关节，是由锁骨外侧端和肩胛骨肩峰组成的关节。在肩锁关节的运动中，主要是通过锁骨的支撑和控制来调整肩胛骨的活动度。肩锁关节主要参与以下运动。

（1）肩锁关节在冠状面的"旋转调整"运动：主要体现在肩胛骨的上旋和下旋活动。当手臂抬高时肩胛骨上旋30°，肩的完全上旋与锁骨有关，会因牵拉到肩锁关节的下部关节囊和喙锁韧带而成锁定位状态。肩胛骨的下旋运动则是指发生在手臂下落时肩胛骨向下、向内回到解剖位置的过程。

（2）肩锁关节在水平面和矢状面的"旋转调整"运动：肩锁关节在水平面上的调整发生在垂直轴上，引导肩胛骨沿着胸壁后外侧向前外侧旋转，即为内旋，恢复到原位即为外旋。肩锁关节在矢状面的调整发生在冠状轴上，引起肩胛下角向胸廓的外侧倾斜或轴向移开即前倾，恢复原位即后倾。肩锁关节在这两个运动平面上的活动范围是5°～30°。

二、肩胛骨与关节

肩胛骨为一对三角形扁骨，位于躯干后方，出生时已具备基本形态。在外侧端尖峰与锁骨形成肩锁关节，肩胛骨与肱骨形成盂肱关节，另外肩胛骨与胸廓后壁形成特殊的肩胛胸壁关节（图2-3）。

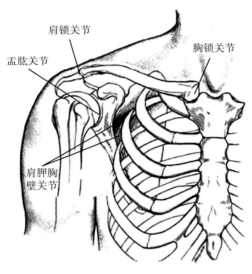

图2-3　肩胛骨与关节

1. 肩胛胸壁关节　它不是一个真正解剖学概念的关节，是肩胛骨前面和胸廓的后外侧面之间的一个衔接面。肩胛胸壁关节的运动在肩关节的运动学中占有非常重要的作用，发生在肩胛骨和胸壁之间的运动是胸锁关节和肩锁关节共同运动的结果。肩胛胸壁关节的运动主要是肩胛骨的上抬和下沉、前伸和后缩以及上旋和下旋。

（1）上抬和下沉运动：肩胛胸壁关节的肩胛骨上抬是胸锁关节和肩锁关节旋转中的一个联合运动结果。肩胛骨上抬运动的发生是肩胛骨随着锁骨上抬运动而产生的，而肩锁关节中肩胛骨的下旋运动则使肩胛骨保持其垂直位。肩胛胸壁关节下沉运动是上抬的肩胛骨返回到原位的活动。肩胛骨上的附着肌肉能够保持肩胛骨沿着胸壁运动。

（2）前伸和后缩运动：肩胛骨的前伸和后缩运动是通过胸锁关节和肩锁关节在水平面上的联合运动而产生的。肩胛前伸是肩胛骨随着锁骨的前伸动作沿着胸廓向前外方向滑动，此外，肩锁关节通过在水平面的移动来扩大和调整肩胛胸壁间的前伸活动距离。因该运动是多关节的联合运动，所以其中一个关节运动减少可以被另一个关节运动的增加所代偿。肩胛骨的后缩，是肩胛骨沿着胸廓外壁向脊柱方向滑动，也就是两侧肩胛骨靠拢。

（3）上旋和下旋运动：肩胛上旋是肩胛盂面向上旋转，这个运动发生在上肢向上伸展时。肩胛骨完全的上旋是胸锁关节的锁骨上抬和肩锁关节的肩胛骨上旋运动的共同结果。肩胛骨总共可以完成60°的向上旋转。肩胛骨的下旋运动发生在手臂从上抬位返回体侧时的动作，胸锁关节锁骨下沉和肩锁关节肩胛骨下旋时，肩胛骨回到解剖位，下旋动作结束。

2. 盂肱关节　是一个活动度很大的关节，它的运动可发生在三个自由度上。盂肱关节重要的运动是外展和内收、前屈和后伸、内旋和外旋。

（1）外展和内收运动：肱骨的外展和内收是指肱骨在冠状面上的运动。盂肱关节是球窝关节，在外展时肱骨头沿着关节盂面上滚运动约22°后，开始下滑运动，保持肩峰下间隙的宽度，避免撞击肩峰，损伤肌腱及滑囊等组织。盂肱关节大约完成外展120°的运动范围。肩内收活动受到胸廓的阻挡，在肩前屈下完成30°～45°的运动范围。

（2）前屈和后伸运动：盂肱关节的前屈和后伸被定义为上肢骨在矢状面围绕冠状轴的旋转。肩关节屈曲接近180°，盂肱关节至少可以达到120°的屈曲范围，这个过程同时伴随肩胛胸壁关节的上旋。盂肱关节的屈曲牵拉产生的张力可引起肱骨向内旋转。

肩关节的后伸主动运动可达65°。而被动后伸运动拉伸关节囊韧带时，可以引起肩胛骨轻度向前倾斜，同时进一步加大肩关节后伸幅度达80°。

（3）内旋和外旋运动：在解剖位置上，盂肱关节的内外旋转被定义为肱骨在水平面上的旋转运动，发生在与肱骨干的垂直轴上。肱骨外旋时，肱骨头在关节盂内发生向后滚动和向前滑动。内旋的关节运动和外旋的关节运动相似，但是滚动和滑动的运动方向相反。当肩关节处在内收位置上，一般人的盂肱关节可以达到75°～85°内旋和60°～70°外旋。在肩关节外展90°的位置上，盂肱关节内旋、外旋的范围可以增加到约90°，在这个位置上旋转通常伴有肩胛胸壁关节运动。内旋的最大范围通常伴有肩胛骨的前伸，而外旋的最大范围伴有肩胛骨的后缩。

（4）肩胛骨平面和冠状面上的外展运动：肩胛骨平面与人体解剖冠状面不是同一个平面，它们之间存在夹角。在冠状面外展活动时，肱骨为了全范围地外展，在外展的同时需要肱骨外旋，避免大结节撞击到肩峰的下缘。而肩胛骨平面的外展，肱骨头自然后倾，以直接与关节盂吻合，冈上肌近端和远端的附着点成一条线。在肩胛骨平面全范围外展上臂时，通常不需要上臂外旋就能完成，并且避免了大结节撞击到喙弓。

（5）肩肱节律：上肢的外展与前屈活动是由肩肱关节和肩胛胸壁关节共同完成的，其中最初30°外展和60°前屈由肩肱关节单独完成。当外展、前屈继续进行时，肩胛胸壁关节开始参与并与肩肱关节活动成1∶2的比例活动，这种肩关节运动伴有肩胛骨旋转的节律性变化称之为肩肱节律（图2-4）。即肩部每活动15°，其中10°由肩肱关节提供，另外5°由肩胸关节活动提供。即当肩关节全范围外展或前屈180°时，盂肱关节外展或屈120°，肩胛胸壁关节上旋60°。

（6）肩胛骨上旋运动：离不开胸锁关节和肩锁关节的联合运动：肩胛骨的上旋60°，是通过锁骨在胸锁关节处上抬25°和肩胛骨在肩锁关节处的上旋35°来完成的。锁骨在上抬的同时，锁骨

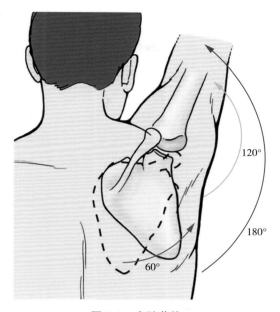

图2-4 肩肱节律

自身沿其长轴旋20°～35°，伴后缩15°，肩胛骨自身发生20°的后倾和10°的外旋，这有助于维持肩峰下的空间。在外展的同时，肱骨发生外旋25°～55°，避免肱骨大结节撞击肩峰。

三、尺桡骨与关节

尺桡骨为长骨，之间有骨间膜相连，尺骨在前臂运动中具有稳定作用，而桡骨的活动在前臂旋前、旋后中具有重要意义。两股上端与肱骨构成肘关节，包括肱尺关节、肱桡关节和桡尺近端关节，完成屈肘、伸肘以及旋前、旋后动作。下端有桡尺远端关节和桡尺近端关节，协同完成前臂旋前、旋后动作。桡尺骨下端与腕骨构成腕关节，完成屈、伸、尺偏、桡偏动作。

1. 肱尺关节　肱尺关节是尺骨的滑车切迹围绕肱骨滑车面所形成的关节。肱尺关节屈曲时，尺骨滑车切迹的凹面在滑车的凸面上发生滚动和滑动，运动方向一致。运动幅度140°～150°。

肱尺关节伸展则是由屈曲位向解剖位恢复的过程，可有0°～5°的过伸。

2. 肱桡关节　肱桡关节是桡骨头窝和肱骨小头之间所构成的关节。在完全放松状态下，肱桡骨的关节面几乎不会相互接触。但在主动屈肘时，肌肉收缩拉桡骨头向肱骨小头靠近，由桡骨头窝在肱骨小头凸面上的滚动和滑动完成屈曲活动。肱桡关节对于稳定肘关节方面的作用小于肱尺关节。但肱桡关节的骨性拮抗作用对抵抗肘外翻有重要意义。在前臂旋前状态下，桡骨头的小窝以肱骨小头为支撑点完成旋转活动。肘关节-前臂复合体的任何运动均涉及肱桡关节的运动。因此，肱桡关节的活动受限将影响肘关节屈伸运动以及前臂的旋前和旋后运动，导致上肢活动功能障碍。

3. 上、下桡尺关节　上桡尺关节由桡骨小头和尺骨的桡切迹构成。下桡尺关节由尺骨小头和桡骨的尺切迹构成。桡尺骨之间有骨间膜相连，协同完成前臂的旋前旋后动作。前臂的旋转轴连接在上、下桡尺关节之间，从桡骨小头延伸到尺骨头。拇指向上是前臂的中立位状态，当前臂完全旋后时，尺桡骨相互平行，旋转度数为85°。当完全旋前位时，桡骨远端旋转与尺骨相交叉，旋前角度约为75°。

旋前和旋后运动需要上、下桡尺关节同时运动。当旋后时，上尺桡关节中桡骨头在尺骨的桡切迹和环状韧带所形成的纤维骨性环中后滚后滑，同时下尺桡关节的桡骨远端的尺骨切迹以相同的方向在尺骨头上滚动和滑动，即产生旋后运动。旋前运动时，上、下桡尺关节旋前运动的关节运动学机制同上述旋后动作相似。在旋前、旋后过程中，骨间膜发挥了重要的作用，在完全旋前位或旋后位时，关节盘部分松弛，骨间膜紧张；而在中立位时，关节盘紧张，骨间膜松弛。它们对上、下桡尺关节的对合十分重要。

四、腕骨与关节

腕部由15块骨、17个关节构成。腕结构具有很高的稳固性，同时具备广泛的活动度，是手精细运动的基础。腕骨有8块，自桡侧向尺侧近列为舟骨、月骨、三角骨、豌豆骨，远列为大多角骨、小多角骨、头状骨、钩骨。8块腕骨在一个平面上排列，向背侧形成隆起称之为"腕穹窿"。腕骨发育次序不一，在儿童通过腕骨X线检查来预测骨龄，4～6月龄时出现头骨和钩骨骨化中心，2～3岁出现三角骨的骨化中心，4～6岁出现月骨，大、小多角骨骨化中心，5～8岁出现腕舟骨骨化中心，9～13岁出现豆骨骨化中心。

腕关节由桡腕关节、腕骨间关节、腕掌关节组成，在功能上前两个关节构成联合关节。

1. 桡腕关节 又称腕关节，由桡骨远端的关节面和尺骨头下方的关节盘形成关节窝，与近侧列的手舟骨、月骨、三角骨近侧关节面共同形成的关节头而构成。尺骨由于被三角形关节盘隔开，不参与腕关节的组成。桡腕关节可做屈、伸、外展、内收及环转运动。屈腕幅度在桡腕关节较腕骨间关节大，为50°，而伸腕幅度反比腕骨间关节小，即35°。完全的伸腕动作需要尺骨和桡骨远端稍分离，两骨牢固连在一起则不能完成伸腕动作。腕关节内收运动范围为35°～40°，外展运动范围为20°。

2. 腕骨间关节 腕骨间关节由近侧的三个腕骨（手舟骨、月骨、三角骨）和远侧的腕骨（大多角骨、小多角骨、头状骨、钩骨）构成。具体又分近侧列腕骨间关节、远侧列腕骨间关节和腕横关节三组关节。前两组是由相邻接的腕骨间构成，只能微动，属平面关节；腕横关节又称腕中关节，由近侧列腕骨的远侧端形成关节窝，远侧列腕骨的近侧端形成关节头构成，属球窝关节。由于受腕关节两侧副韧带的限制，该关节只能做小幅度屈伸运动。通常腕骨间关节和桡腕关节是一起运动的。腕中关节屈腕幅度为35°，小于桡腕关节；而伸腕幅度为50°，大于桡腕关节。

3. 腕掌关节　由远侧列腕骨与5个掌骨底构成。拇指腕掌关节是由大多角骨与第1掌骨底构成的鞍状关节。可完成屈、伸、收、展、环转和对掌运动。由于第1掌骨的位置向内侧旋转了90°，故拇指的屈、伸运动发生在冠状面上，即拇指在手掌平面上向掌心靠拢为屈，离开掌心为伸。拇指的收、展运动发生在矢状面上，即拇指在与手掌垂直的平面上离开示指为展，靠拢示指为收。拇指对掌运动则是拇指尖与其余4个指尖掌面相接触的运动。

其他腕掌关节由小多角骨、头状骨、钩骨与第2～5掌骨构成，属平面关节，被包在一个关节囊内，其活动范围很小。第2～3腕掌关节的运动为1°～2°或更小。第4腕掌关节的掌指运动为10°～15°，第5腕掌关节更灵活，为25°～30°。虽然每个关节的运动幅度不大，但对手功能非常重要，提供手横弓形态的改变，如从紧握拳到手张开。

五、掌骨、指骨与关节

手有5块掌骨和14块指骨，包括5个掌指关节和9个指间关节。拇指掌指关节属于滑车关节，主要做屈伸运动，微屈时，也可做轻微侧方运动，但运动幅度均较小。其余4指的掌指关节为球窝关节，可做屈、伸、收、展运动。手指的指间关节是典型的滑车关节，只能做屈伸运动。手指的三个关节从中立位置至屈曲位：掌指关节屈曲平均70°～90°，近侧指间关节屈曲平均100°或更多，远侧指间关节屈曲平均90°。拇指掌指关节比其他手指的掌指关节运动范围小，屈曲45°～60°。

第二章

常用经络穴位

人体的经络系统是气血运行的通道，其中十二经脉是经络学说的主要内容。它在内络属脏腑，在外联络于肢节，沟通人体内外，发挥着运行气血、调和阴阳、抗御病邪、反映症候、传导感应、调整虚实的功能。附属于十二经脉的经筋为筋肉骨节体系，接受经脉之精气的濡养，十二经筋分别起自四肢末端，结聚于骨骼和关节部，还有些进入胸腹腔。经筋有约束骨骼、活动关节、保持人体正常运动、维持人体正常体位的作用。

臂丛神经由 $C_5 \sim C_8$ 与 T_1 神经根的大部分组成，分支主要分布于上肢和肩部，有些小分支分布到胸肌、上肢肌、背部浅层肌和颈深肌。在颈、肩、上肢部走行的经络中，尤以手三阴和手三阳经与其关系最为密切。

第一节　手太阴肺经

一、循行与主病

手太阴肺经（图2-5），起始于上腹部，向下联络大肠，回转方向沿胃上口、穿过膈肌，属于肺脏。从肺系——气管、喉咙部横出腋下，沿上肢内侧前缘，行于手少阴、手厥阴经之前，经过肘关节，沿前臂内侧桡骨边缘、腕后桡动脉搏动处，经过大鱼际边缘，止于大拇指的外侧端。

分支，从腕后分出，止于示指的外侧端。

本经穴主治有关"肺"方面所发生的病症及循行部位的病症：咳嗽，气急，喘息，心烦，胸闷，肩背疼痛，上臂、前臂的内侧前缘酸痛或厥冷，或掌心发热。

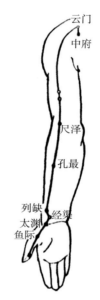

图2-5　手太阴肺经

二、常用腧穴

1. 中府

定位：在胸前壁的外上方，云门下1寸，平第一肋间隙，距前正中线6寸。

取法：正坐位，以手叉腰，先取锁骨外端下方凹陷处的云门穴，当云门直下1寸，平第一肋间隙处取之。

解剖：皮肤→皮下组织→胸大肌→胸小肌→胸腔。浅层分布有锁骨神经的上中间支、第1肋间神经外侧皮支、头静脉等。深层有胸肩峰动、静脉和胸内、外侧神经。

主治：①咳嗽，气喘。②胸痛，肩背痛。③手臂麻木、疼

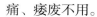

痛、痿废不用。

2. 云门

定位：在胸前壁的外上方，肩胛骨喙突上方，锁骨下窝凹陷处，距前正中线6寸。

解剖：皮肤→皮下组织→三角肌→锁胸筋膜→喙锁－韧带。浅层分布有锁骨上中间神经、头静脉。深层有胸肩峰动、静脉支和胸内、外侧神经的分支。

主治：①咳嗽，气喘。②胸痛，肩痛。

3. 尺泽

定位：在肘横纹中，肱二头肌腱桡侧凹陷处。

解剖：皮肤→皮下组织→肱桡肌→桡神经→肱肌。浅层分布有前臂外侧皮神经、头静脉等。深层有桡神经，桡侧副动、静脉前支，桡侧返动、静脉等。

主治：①咳嗽，气喘，咯血，潮热，胸部胀满，咽喉肿痛。②急性腹痛吐泻。③肘臂挛痛。

4. 孔最

定位：在前臂掌面桡侧，当尺泽与太渊连线上，腕横纹上7寸处。

解剖：皮肤→皮下组织→肱桡肌→桡侧腕屈肌→指浅层肌与旋前圆肌之间→拇长屈肌。浅层分布有前臂外侧皮神经、头静脉等。深层有桡动、静脉，桡神经浅支等。

主治：①咯血，鼻衄，咳嗽，气喘，咽喉肿痛，热病无汗。②痔血。③肘臂挛痛。

5. 列缺

定位：在前臂桡侧缘，桡骨茎突上方，腕横纹上1.5寸，当肱桡肌与拇长展肌腱之间。

解剖：皮肤→皮下组织→拇长展肌腱→肱桡肌腱→旋前方肌。浅层分布有头静脉，前臂外侧皮神经和桡神经浅支。深层有桡动、静脉的分支。

主治：①头痛，项强，咳嗽，气喘，咽喉肿痛。②口喎，齿痛。③腕痛。

6. 经渠

定位：在前臂掌面桡侧，桡骨茎突与桡动脉之间凹陷处，腕横纹上1寸。

解剖：皮肤→皮下组织→肱桡肌腱尺侧缘→旋前方肌。浅层分布有前臂外侧皮神经和桡神经浅支。深层有桡动、静脉。

主治：①咳嗽，气喘，胸痛，咽喉肿痛。②手腕痛，手指肿胀，手部发凉。

7. 鱼际

定位：在手拇指本节（第1掌指关节）后约第1掌骨中点桡侧，赤白肉际处。

解剖：皮肤→皮下组织→拇短展肌→拇对掌肌→拇短屈肌。浅层有正中神经掌皮支及桡神经浅支。深层有正中神经肌支和尺神经肌支等。

主治：①咳嗽，哮喘，咳血。②咽喉肿痛，失音，发热。③鱼际痛，拇指活动不利。

8. 太渊

定位：在腕掌侧横纹桡侧，桡动脉搏动处。

解剖：皮肤→皮下组织→桡侧腕屈肌腱与拇长展肌腱之间，浅层分布有前臂外侧皮神经、桡神经浅支和桡动脉掌浅支。深层有桡动、静脉等。

主治：①外感，咳嗽，气喘，咽喉肿痛，胸痛。②手部发凉色白。③腕臂痛。

第二节　手厥阴心包经

一、循行与主病

手厥阴心包经（图2-6），从胸中开始，浅出属于心包，通过膈肌，经胸部、上腹和下腹，络于上、中、下三焦。

胸中支脉，沿着胸内出胁部，至腋下三寸处，再向上到达腋下，沿上臂内侧，行于手太阴、手少阴之间，进入肘窝中，向下至前臂，行于两筋桡侧腕屈肌腱和掌长肌腱之间，进入掌中，沿中指止于指端。

掌中支脉，从掌中分出，沿环指止于指端。

本经主治"脉"方面所发生的病症：心胸烦闷，心痛，掌心发热，上臂、前臂内侧痛。

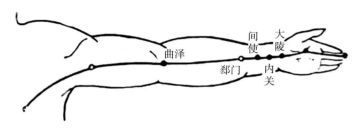

图2-6 手厥阴心包经

二、常用腧穴

1. 曲泽

定位：在肘横纹中，当肱二头肌腱的尺侧缘。

解剖：皮肤→皮下组织→正中神经→肱肌。浅层有肘正中静脉、前臂内侧皮神经等结构。深层有肱动、静脉，尺侧返动、静脉的掌侧支与尺侧下副动、静脉前支构成的动、静脉网，正中神经的本干。

主治：①心痛，心悸。②热病，中暑。③胃痛，呕吐，泄泻。④肘臂疼痛。

2. 郄门

定位：在前臂掌侧，曲泽与大陵的连线上，腕横纹上5寸。掌长肌腱与桡侧腕屈肌腱之间。

解剖：皮肤→皮下组织→桡侧腕屈肌腱与掌长肌腱之间→指

浅屈肌→指深屈肌→前臂骨间膜。浅层分布有前臂外侧皮神经，前臂内侧皮神经分支和前臂正中静脉。深层有正中神经，正中神经伴行动、静脉，骨间前动脉，骨间前神经等。

主治：①心痛，心悸，疔疮，癫痫。②呕血，咳血。③前臂拘挛，腕、手活动不利。

3. 间使

定位：在前臂掌侧，曲泽与大陵的连线上，腕横纹上3寸。掌长肌腱与桡侧腕屈肌腱之间。

解剖：皮肤→皮下组织→桡侧腕屈肌腱与掌长肌腱之间→指浅屈肌→指深屈肌→旋前方肌→前臂骨间膜。浅层分布有前臂内、外侧皮神经分支和前臂正中静脉。深层分布有正中神经，正中神经伴行动、静脉，骨间前动脉、神经等。

主治：①心痛，心悸。②癫狂痫，热病，疟疾。③胃痛，呕吐。④肘臂痛。

4. 内关

定位：在前臂掌侧，曲泽与大陵的连线上，腕横纹上2寸，掌长肌腱与桡侧腕屈肌腱之间。

解剖：皮肤→皮下组织→桡侧腕屈肌腱与掌长肌腱之间→指浅屈肌→指深屈肌→旋前方肌。浅层分布着前臂内侧皮神经，前臂外侧皮神经的分支和前臂正中静脉。深层在指浅屈肌、拇长屈肌和指深屈肌三者之间有正中神经伴行动、静脉。在前臂骨间膜的前方有骨间前动、静脉和骨间前神经。

主治：①心痛，心悸，胸闷。②眩晕，癫痫，失眠，偏头痛。③胃痛，呕吐，呃逆。④肘臂挛痛。

5. 大陵

定位：在腕掌横纹的中点处，当掌长肌腱与桡侧腕屈肌腱之间。

解剖：皮肤→皮下组织→掌长肌腱与桡侧腕屈肌腱之间→拇长屈肌腱与指浅屈肌腱→指深屈肌腱之间→桡腕关节前方。浅层分布有前臂内、外侧皮神经，正中神经掌支，腕掌侧静脉网。深层在掌长肌与桡侧腕屈肌之间的深面有正中神经分布。

主治：①心痛，心悸，癫狂，疮疡。②胃痛，呕吐。③手腕麻痛，胸胁胀痛。

第三节 手少阴心经

一、循行与主病

手少阴心经（图2-7），从心中开始，出来属于心脏的系带，下过膈肌，络于小肠。

上行支脉，从心脏的系带部向上，挟着食管上行，联结于眼与脑相连的系带。

外行主干，从心脏的系带上行至肺，向下出于腋下，沿上臂内侧后缘，走行于手太阴、手厥阴经两经之后，沿肘部和前臂内

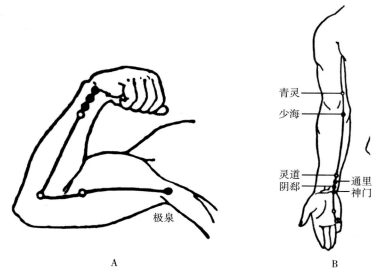

青灵
少海

灵道
阴郄
通里
神门

极泉

A
B

图2-7 手少阴心经

侧后缘，到掌后豌豆骨部进入手掌内后缘，沿小指的外侧止于小指的外侧端。

本经穴主治"心"方面所发生的病症，眼睛昏黄，胁肋疼痛，上臂、前臂的内侧后边疼痛、厥冷，掌心热。

二、常用腧穴

1. 极泉

定位：上臂外展，在腋窝顶点，腋动脉搏动处。

解剖：皮肤→皮下组织→臂丛、腋动脉、腋静脉→背阔肌腱→大圆肌。浅层有肋间臂神经分布。深层有桡神经，尺神经，正中神经，前臂内侧皮神经，臂内侧皮神经，腋动、腋静脉等。

主治：①心痛，心悸。②胸闷气短，胁肋疼痛。③肩臂疼痛，上肢不遂。

2. 青灵

定位：在臂内侧，极泉与少海的连线上，肘横纹上3寸，肱二头肌的内侧沟中。

解剖：皮肤→皮下组织→臂内侧肌间隔与肱肌。浅层分布有臂内侧皮神经，前臂内侧皮神经，贵要静脉。深层有肱动、静脉，正中神经，尺神经，尺侧上副动、静脉和肱三头肌。

主治：①头痛，胁痛，肩臂疼痛。②目视不明。

3. 少海

定位：屈肘举臂，在肘横纹内侧端与肱骨内上髁连线的中点处。

解剖：皮肤→皮下组织→旋前圆肌→肱肌。浅层分布有前臂内侧皮神经，贵要静脉。深层有正中神经，尺侧返动、静脉和尺侧下副动、静脉的吻合支。

主治：①心痛。②腋胁痛，肘臂挛痛麻木，手颤。

4. 灵道

定位：在前臂掌侧，当尺侧腕屈肌腱的桡侧缘，腕横上1.5寸。

解剖：皮肤→皮下组织→尺侧腕屈肌与指浅屈肌之间→指深屈肌→旋前方肌。浅层分布有前臂内侧皮神经，贵要静脉属支。深层有尺动、静脉和尺神经等。

主治：①心痛，心悸。②暴喑。③肘臂挛痛，手指麻木。

5. 通里

定位：在前臂掌侧，尺侧腕屈肌腱的桡侧缘，腕横纹上1寸。

解剖：皮肤→皮下组织→尺侧腕屈肌与指浅屈肌之间→指深屈肌→旋前方肌。浅层有前臂内侧皮神经，贵要静脉属支。深层分布有尺动、静脉和尺神经。

主治：①暴喑，舌强不语。②心悸，怔忡。③腕臂痛。

6. 阴郄

定位：在前臂掌侧，尺侧腕屈肌腱的桡侧缘，腕横纹上0.5寸。

解剖：皮肤→皮下组织→尺侧腕屈肌腱桡侧缘→尺神经。浅层有前臂内侧皮神经、贵要静脉属支等分布。深层有尺动、静脉。

主治：①心痛，惊悸。②吐血，衄血，骨蒸盗汗。③腕肘部牵制不舒。

7. 神门

定位：在腕部，腕掌侧横纹尺侧端，尺侧腕屈肌腱的桡侧凹陷处。

解剖：皮肤→皮下组织→尺侧腕屈肌腱桡侧缘。浅层有前臂内侧皮神经，贵要静脉属支和尺神经掌支。深层有尺动、静脉和尺神经。

主治：①失眠，健忘，呆痴，癫狂痫。②心痛，心烦，惊悸。③腕手部不适。

第四节　手阳明大肠经

一、循行与主病

手阳明大肠（图2-8）经起于示指外侧端，上行经过第1、第2掌骨间和拇长伸肌腱与拇短伸肌腱之间，循行于前臂外侧的前缘，进入肘外侧，沿上臂外侧前边，到达肩部，向上交会颈部大椎穴，向下从缺盆进入体腔，络肺，通过膈肌，属于大肠。

颈部分支：从缺盆部上行到达颈旁，通过面颊，进入下牙槽，出夹口旁，交会人中部，左边的向右，右边的向左，向上到达鼻孔两旁。

本经穴主治有关"津"方面所发生的病症：眼睛昏黄，口

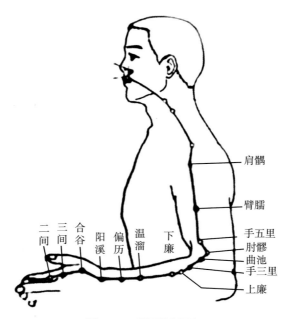

图2-8　手阳明大肠经

干，鼻流清涕或出血，喉咙痛，肩前、上臂部痛，示指疼痛、活动不利。

二、常用腧穴

1. 二间

定位：微握拳，在示指本节（第二掌指关节）前，桡侧凹陷处。

解剖：皮肤→皮下组织→第一蚓状肌腱→示指近节指骨基底部。浅层神经由桡神经的指背神经与正中神经的指掌侧固有神经双重分布。血管有第一掌背动静脉的分支和示指桡侧动、静脉的分支。深层有正中神经的肌支。

主治：①咽喉肿痛，齿痛，目痛，鼻衄。②热病。③示指不用。

2. 三间

定位：微握拳，在示指本节（第二掌指关节）后桡侧凹陷处。

解剖：皮肤→皮下组织→第一骨间背侧肌→第一蚓状肌与第二掌骨之间→示指的指浅、深屈肌腱与第一骨间掌侧肌之间。浅层神经由桡神经的指背神经与正中神经的指掌侧固有神经双重分布。血管有手背静脉网，第一掌背动、静脉和示指桡侧动、静脉的分支。深层有尺神经深支和正中神经的肌支。

主治：①目痛，齿痛，咽喉肿痛。②身热。③手背肿痛。

3. 合谷

定位：在手背，第一、二掌骨间，当第二掌骨桡侧的中点处。

解剖：皮肤→皮下组织→第一骨间背侧肌→拇收肌。浅层分布有桡神经浅支、有手背静脉网桡侧部和第一掌背动、静脉的分支或属支。深层分布有尺神经深支的分支等。

主治：①头痛，齿痛，目赤肿痛，咽喉肿痛，鼻衄，耳聋，痄腮，牙关紧闭，口㖞。②热病，无汗，多汗。③手部肿胀不用。

4. 阳溪

定位：在腕背横纹桡侧，手拇指向上翘起时，当拇长伸肌腱与拇短伸肌腱之间的凹陷中。

解剖：皮肤→皮下组织→拇长伸肌腱与拇短伸肌腱之间→桡侧腕长伸肌腱的前方。浅层分布有头静脉和桡神经浅支。深层分布有桡动、静脉的分支或属支。

主治：①头痛，目赤肿痛，齿痛，咽喉肿痛。②手腕痛。

5. 偏历

定位：屈肘，在前臂背面桡侧，阳溪与曲池的连线上，腕横纹上3寸。

解剖：皮肤→皮下组织→拇短伸肌→桡侧腕长伸肌腱→拇长展肌腱。浅层分布有头静脉的属支、前臂外侧皮神经和桡神经浅支。深层有桡神经的骨间后神经分支。

主治：①目赤，耳聋，鼻衄，喉痛。②水肿。③手臂酸痛。④上肢疼痛、不遂。

6. 温溜

定位：屈肘，在前臂背面桡侧，阳溪与曲池的连线上，腕横纹上5寸。

解剖：皮肤→皮下组织→桡侧腕长伸肌腱→桡侧腕短伸肌腱。浅层分布有头静脉、前臂外侧皮神经和前臂后皮神经。深层在桡侧腕长伸肌和桡侧腕短伸肌腱之前有桡神经浅支。

主治：①头痛，面肿，咽喉肿痛。②肠鸣腹痛。③肩背酸痛，手臂不用。

7. 下廉

定位：在前臂背面桡侧，当阳溪与曲池的连线上，肘横纹下4寸。

解剖：皮肤→皮下组织→肱桡肌→桡侧腕短伸肌→旋后肌。浅层分布有前臂外侧皮神经和前臂后皮神经。深层有桡神经深支的分支。

主治：①头痛，眩晕、目痛。②腹胀，腹痛。③肘臂痛。

8. 上廉

定位：在前臂背面桡侧，阳溪与曲池的连线上，肘横纹下3寸。

解剖：皮肤→皮下组织→桡侧腕长伸肌腱后方→桡侧腕短伸肌→旋后肌→拇长展肌。浅层分布有前臂外侧皮神经、前臂后皮神经和浅静脉，深层有桡神经深支。

主治：①手臂麻木，肩膊酸痛，半身不遂。②腹痛，肠鸣。

9. 手三里

定位：在前臂背面桡侧，当阳溪与曲池的连线上，肘横纹下2寸。

解剖：皮肤→皮下组织→桡侧腕长伸肌→桡侧腕短伸肌→指伸肌的前方→旋后肌。浅层分布有前臂外侧皮神经、前臂后皮神经。深层有桡侧返动、静脉的分支或属支及桡神经深支。

主治：①肩臂麻痛，上肢不遂。②腹痛，腹泻。③齿痛颊肿。

10. 曲池

定位：在肘横纹外侧端，屈肘，尺泽与肱骨外上髁连线中点。

解剖：皮肤→皮下组织→桡侧腕长伸肌和桡侧腕短伸肌→肱桡肌。浅层分布有头静脉的属支和前臂后皮神经。深层有桡神经，桡侧返动、静脉和桡侧副动、静脉间的吻合支。

主治：①热病，咽喉肿痛，齿痛，目赤痛，头痛眩晕，癫狂。②上肢不遂，手臂肿痛，瘰疬。③瘾疹。④腹痛，吐泻，月经不调。

11. 肘髎

定位：在臂外侧，屈肘，曲池上方1寸，肱骨边缘处。

解剖：皮肤→皮下组织→肱桡肌→肱肌。浅层分布有前臂后皮神经等结构。深层有桡侧副动、静脉的分支或属支。

主治：肘臂酸痛、麻木、挛急。

12. 手五里

定位：在臂外侧，曲池与肩髃连线上，曲池上3寸。

解剖：皮肤→皮下组织→肱肌。浅层分布有臂外侧下皮神经和前臂后皮神经。深层有桡侧副动、静脉和桡神经。

主治：肘臂挛痛，瘰疬。

13. 臂臑

定位：曲池与肩髃连线上，曲池上7寸。自然垂臂时在臂外侧，三角肌止点处。

解剖：皮肤→皮下组织→三角肌。浅层分布有臂外侧上、下皮神经。深层有肱动脉的肌支。

主治：①肩臂痛，瘰疬。②目疾。

14. 肩髃

定位：在肩部，三角肌上，臂外展，或向前平伸时，当肩峰前下方凹陷处。

解剖：皮肤→皮下组织→三角肌→三角肌下囊→冈上肌腱。浅层分布有锁骨上外侧神经、臂外侧上皮神经。深层有旋肱后动、静脉和腋神经的分支。

主治：①上肢不遂，肩痛不举，瘰疬。②瘾疹。

第五节　手少阳三焦经

一、循行与主病

手少阳三焦经（图2-9），起始于环指末端内侧，上行小指与环指之间，沿手背至腕部，出于前臂伸侧尺骨与桡骨之间，向上通过肘尖，沿上臂外侧，向上通过肩部，进入缺盆，分布于胸中，散络于心包，向下通过膈肌，从胸至腹，遍及上、中、下三焦。

胸中支脉，从胸部上行，出锁骨上缺盆部，上走颈旁，联系耳后，沿耳后直上到耳上方，再弯曲下行至面颊部，到达眼下部。

耳后支脉，从耳后进入耳中，至耳前，与前面支脉交叉于面颊部，到达眼外角。

本经主治"气"方面所发生的病症：自汗，眼外角痛，面颊肿，耳后、肩臂、肘部、前臂外侧疼痛，小指、环指功能障碍。

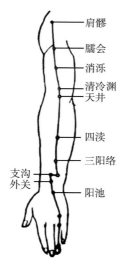

图2-9　手少阳三焦经

二、常用腧穴

1. 阳池

定位：在腕背横纹中，指伸肌腱的尺侧缘凹陷处。

解剖：皮肤→皮下组织→腕背侧韧带→指伸肌腱（桡侧）与小指伸肌腱→桡腕关节。浅层分布着尺神经手背支，腕背静脉网，前臂后皮神经的末支。深层有尺动脉腕背支的分支。

主治：①耳聋，目赤肿痛，咽喉肿痛。②疟疾，消渴。

③腕痛。

2. 外关

定位：在前臂背侧，当阳池与肘尖的连线上，腕背横纹上2寸，尺骨与桡骨之间。

解剖：皮肤→皮下组织→小指伸肌和指伸肌→拇长伸肌和示指伸肌。浅层分布有前臂后皮神经、头静脉和贵要静脉的属支。深层有骨间后动、静脉和骨间后神经。

主治：①热病，头痛，目赤肿痛，耳鸣，耳聋。②胸胁痛。③上肢痿痹。

3. 支沟

定位：在前臂背侧，阳池与肘尖的连线上，腕背横纹上3寸，尺骨与桡骨之间。

解剖：皮肤→皮下组织→小指伸肌→拇长伸肌→前臂骨间膜。浅层分布有前臂后皮神经、头静脉和贵要静脉的属支。深层有骨间后动、静脉和骨间后神经。

主治：①便秘，热病。②胁肋痛，落枕，手臂不适。③耳鸣，耳聋。

4. 三阳络

定位：在前臂背侧，腕背横纹上4寸，尺骨与桡骨之间。

解剖：皮肤→皮下组织→指伸肌→拇长展肌→拇短伸肌→前臂骨间膜。浅层分布有前臂后皮神经、头静脉和贵要静脉的属支。深层有前臂骨间后动、静脉的分支或属支，前臂骨间后神经的分支。

主治：①耳聋，暴喑，齿痛。②上肢痹痛。

5. 四渎

定位：在前臂背侧，当阳池与肘尖的连线上，肘尖下5寸，尺骨与桡骨之间。

解剖：皮肤→皮下组织→小指伸肌与尺侧腕伸肌，拇长展肌和拇长伸肌。浅层分布着前臂后皮神经、头静脉和贵要静脉的属支。深层有骨间后动、静脉和骨间后神经。

主治：①耳聋，暴喑，齿痛，咽喉肿痛，偏头痛。②上肢痹痛。

6. 天井

定位：在臂外侧，屈肘时，肘尖直上1寸凹陷处。

解剖：皮肤→皮下组织→肱三头肌。浅层有臂后皮神经等结构。深层有肘关节动、静脉网，桡神经肌支。

主治：①耳聋，偏头痛，癫痫。②瘰疬，肘臂痛。

7. 清冷渊

定位：在臂外侧，屈肘，肘尖直上2寸，即天井上1寸。

解剖：皮肤→皮下组织→肱三头肌。浅层分布有臂后皮神经。深层有中副动、静脉，桡神经肌支等。

主治：①头痛，目痛，胁痛。②肩臂痛。

8. 消泺

定位：在臂外侧，清冷渊与臑会连线的中点处。

解剖：皮肤→皮下组织→肱三头肌长头→肱三头肌内侧头。浅层分布着臂后皮神经，深层有中副动、静脉和桡神经的肌支。

主治：①头痛，项强，齿痛。②肩臂痛。

9. 臑会

定位：在臂外侧，肘尖与肩髎的连线上，肩髎下3寸，三角肌的后下缘。

解剖：皮肤→皮下组织→肱三头肌长头及外侧头、桡神经、肱三头肌内侧头。浅层有臂后皮神经。深层有桡神经，肱深动、静脉。

主治：①瘿气，瘰疬。②上肢痿痹。

10. 肩髎

定位：在肩部，肩髃后方，当臂外展时，于肩峰后下方呈现凹陷处。

解剖：皮肤→皮下组织→肱三头肌→小圆肌→大圆肌→背阔肌腱。浅层分布着锁骨上外侧神经。深层有腋神经和旋肱后动、静脉。

主治：肩臂挛痛不遂。

第六节　手太阳小肠经

一、循行与主病

手太阳小肠经（图2-10），起于小指外侧端，沿手掌内侧，上行腕部，到尺骨小头部，直上沿尺骨下边，循行于前臂外侧后缘，到达肘关节内侧，经肱骨内上髁和尺骨鹰嘴之间，向上沿上臂外侧后缘出行到肩关节后面，绕行肩胛部，在大椎穴与督脉相会，向前进入缺盆，深入体腔，联络于心，沿食管下行，通过膈肌，到达胃部，属于小肠。

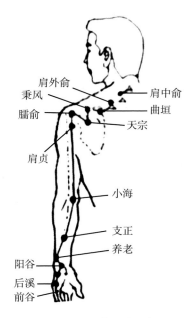

图2-10　手太阳小肠经

颈部支脉，从锁骨上窝上行沿颈旁，上至面颊，到外眼角，弯向后，进入耳中。

面颊部支脉，从面颊部分出，行至眶下，经过鼻根部，止于内眼角，然后斜行到颧骨部。

本经穴主治"液"方面所发生的病症：耳聋，眼睛发黄，面颊肿，颈部、颌下、肩胛、上臂、前臂的外侧、后侧疼痛。

二、常用腧穴

1. 前谷

定位：在手尺侧，微握拳，小指本节（第5掌指关节）前的掌指横纹头赤白肉际。

解剖：皮肤→皮下组织→小指近节指骨基底部。分布有尺神经的指背神经，尺神经的指掌侧固有神经和小指尺掌侧动、静脉。

主治：①头痛，目痛，耳鸣，咽喉肿痛，热病。②小指不用。

2. 后溪

定位：在手掌尺侧，微握拳，小指本节（第5掌指关节）后的远侧掌横纹头赤白肉际。

解剖：皮肤→皮下组织→小指展肌→小指短屈肌。浅层分布有神经手背支，尺神经掌支和皮下浅静脉等。深层有小指尺掌侧固有动、静脉和指掌侧固有神经。

主治：①头项强痛，腰背痛。②目赤，耳聋，咽喉肿痛，癫狂痫。③手臂拘挛不用。

3. 阳谷

定位：在手腕尺侧，尺骨茎突与三角骨之间的凹陷处。

解剖：皮肤→皮下组织→尺侧腕伸肌腱的前方。浅层有尺神经手背支、贵要静脉等分布。深层有尺动脉的腕背支。

主治：①头痛，目眩，耳鸣，耳聋。②热病，癫狂痫。③腕臂痛。

4. 养老

定位：在前臂背面尺侧，尺骨小头近端桡侧凹陷中。

取法：屈肘，掌心向胸，在尺骨小头的桡侧缘，于尺骨小头最高点水平的骨缝中取穴。或掌心向下，用另一手指按在尺骨小头的最高点上，然后掌心转向胸部，当手指滑入的骨缝中取穴。

解剖：皮肤→皮下组织→尺侧腕伸肌腱。浅层分布有前臂内侧皮神经、前臂后皮神经、尺神经手背支和贵要静脉属支。深层有腕背动、静脉网。

主治：①目视不明，头痛，面痛。②肩、背、肘、臂酸痛，急性腰痛，项强。

5. 支正

定位：在前臂背面尺侧，阳谷与小海的连线上，腕背横纹上5寸。

解剖：皮肤→皮下组织→尺侧腕屈肌→指深屈肌→前臂骨间膜。浅层分布有前臂内侧皮神经，贵要静脉属支。深层分布有尺动、静脉和尺神经。

主治：①头痛，目眩。②热病，癫狂。③项强，肘臂酸痛。

6. 小海

定位：微屈肘，在肘内侧，尺骨鹰嘴与肱骨内上髁之间的凹陷处。

解剖：皮肤→皮下组织→尺神经沟内。浅层分布有前臂内侧皮神经尺侧支、臂内侧皮神经、贵要静脉属支。深层，在尺神经沟内有尺神经，尺神经的后外侧有尺侧上副动、静脉与尺动、静脉的尺侧返动、静脉后支吻合成的动、静脉网。

主治：①肘臂疼痛。②癫痫。

7. 肩贞

定位：在肩关节后下方，臂内收时，腋后纹头上1寸（指寸）。

解剖：皮肤→皮下组织→三角肌后束→肱三头肌长头→大圆肌→背阔肌腱。浅层分布有第二肋间神经的外侧皮支和臂外侧上皮神经。深层有桡神经等结构。

主治：①肩背疼痛，手臂麻痛。②耳鸣。

8. 臑俞

定位：在肩部，腋后纹头直上，肩胛冈下缘凹陷中。

解剖：皮肤→皮下组织→三角肌→冈下肌。浅层分布有锁骨上外侧神经。深层分布有肩胛上动、静脉的分支或属支，旋肱后动、静脉的分支或属支等。

主治：肩臂疼痛，瘰疬。

9. 天宗

定位：在肩胛部，当冈下窝中央凹陷处，与第4胸椎相平。

解剖：皮肤→皮下组织→斜方肌→冈下肌。浅层有第4胸神经后支的皮支和伴行的动静脉。深层分布有肩胛上神经的分支和旋肩胛动、静脉的分支或属支。

主治：①肩胛疼痛，手臂酸痛。②乳痈。③气喘。

10. 秉风

定位：在肩胛部，冈上窝中央，天宗直上，举臂有凹陷处。

解剖：皮肤→皮下组织→斜方肌→冈上肌。浅层分布有第二胸神经后支的皮支和伴行的动、静脉。深层有肩胛上神经的分支和肩胛上动、静脉的分支或属支分布。

主治：肩胛疼痛，手臂麻木不举。

11. 曲垣

定位：在肩胛部，冈上窝内侧端，臑俞与第2胸椎棘突连线的中点处。

解剖：皮肤→皮下组织→斜方肌→冈上肌。浅层分布有第2、第3胸神经后支的皮支和伴行的动、静脉。深层分布有肩胛上神经的肌支和肩胛上神经的动、静脉，肩胛背动、静脉的分支或属支。

主治：肩胛背项疼痛。

12. 肩外俞

定位：在背部，第1胸椎棘突下，旁开3寸。

解剖：皮肤→皮下组织→斜方肌→菱形肌。浅层分布有第1、第2胸神经后支的皮支和伴行的动、静脉。深层分布有颈横动、静脉的分支或属支和肩胛背神经的肌支。

主治：肩背疼痛，颈项强急。

13. 肩中俞

定位：在背部，第7颈椎棘突下，旁开2寸。

解剖：皮肤→皮下组织→斜方肌→菱形肌，浅层分布有第8颈神经后支，第1胸神经后支的皮支。深层分布有副神经、肩胛背神经和颈横动、静脉。

主治：①咳嗽，气喘，唾血。②肩背疼痛。③目视不明。

第七节　其他常用腧穴

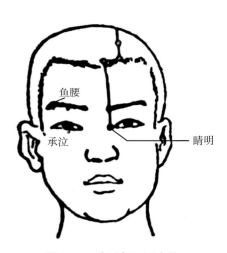

图2-11　头面部正面穴位

1. 睛明

定位：在面部，目内眦角稍上方凹陷处（图2-11）。

解剖：皮肤→皮下组织→眼轮匝肌→上泪小管上方→内直肌

与筛骨眶板之间。浅层分布有三叉神经眼支的滑车上神经，内眦动、静脉的分支或属支。深层分布有眼动、静脉的分支或属支，眼神经的分支和动眼神经的分支。

主治：①眼疾，目视不明，目赤肿痛，迎风流泪，夜盲，色盲，目翳，目开不和。②急性腰痛。

2. 鱼腰

定位：在额部，瞳孔直上，眉毛中（图2-11）。

解剖：皮肤→皮下组织→眼轮匝肌→枕额肌额腹。分布有眶上神经外侧支，面神经的分支和眶上动、静脉的外侧支。

主治：目赤肿痛，目翳，上睑下垂，眼睑瞤动，眉棱骨痛。

3. 承泣

定位：在面部，瞳孔直下，眼球与眶下缘之间（图2-11）。

解剖：皮肤→皮下组织→眼轮匝肌→眶脂体→下斜肌。浅层分布有眶下神经的分支、面神经的颧支。深层分布有动眼神经的分支，眼动、静脉的分支或属支。

主治：①目赤肿痛，流泪，夜盲，近视，眼睑瞤动。②口㖞，面肌痉挛。

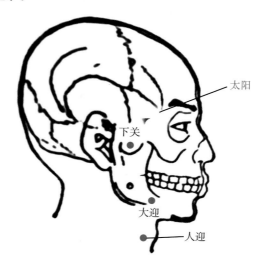

图2-12 头面部侧面穴位

4. 太阳

定位：在颞部，眉梢与目外眦之间，向后约一横指的凹陷处（图2-12）。

解剖：皮肤→皮下组织→眼轮匝肌→颞筋膜→颞肌。分布有颧神经的分支颧面神经，面神经的颞支和颧支，下颌神经的颞神经和颞浅动、静脉的分支或属支。

主治：头痛，目疾，齿痛，面痛。

5. 下关

定位：在面部耳前方，当颧弓与下颌切迹所形成的凹陷中（图2-12）。

解剖：皮肤→皮下组织→腮腺→咬肌与颞骨颧突之间→翼外肌。浅层分布有耳颞神经的分支，面神经的颧支，面横动、静脉等。深层分布有上颌动、静脉，舌神经，下牙槽神经，脑膜中动脉和翼丛等。

主治：①耳聋，耳鸣。②齿痛，口㖞，面痛。

6. 大迎

定位：在下颌角前方，咬肌附着部的前缘，面动脉搏动处（图2-12）。

解剖：皮肤→皮下组织→降口角肌与颈阔肌→咬肌前缘。浅层分布有三叉神经第三支下颌神经的颊神经，面神经的下颌缘支。深层分布有面动、静脉。

主治：①颊肿，齿痛。②口㖞，口噤。

7. 人迎

定位：在颈部，结喉旁，胸锁乳突肌的前缘，颈总动脉搏动处（图2-12）。

解剖：皮肤→皮下组织和颈阔肌→颈固有筋膜浅层及胸锁乳突肌前缘→颈固有筋膜深层和肩胛舌骨肌后缘→咽缩肌。浅层分布有颈横神经，面神经颈支。深层分布有甲状腺上动、静脉的分支或属支，舌下神经襻的分支等。

主治：①咽喉肿痛，胸满喘息，瘰疬，瘿气。②头痛，眩晕。

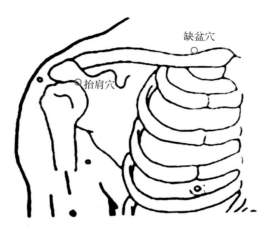

图2-13 肩前面穴位

8. 缺盆穴

定位：在锁骨上窝中央，距前正中线4寸（图2-13）。

解剖：皮肤→皮下组织和颈阔肌→锁骨与斜方肌之间→肩胛舌骨肌（下腹）与锁骨下肌之间→臂丛。浅层分布有锁骨上中间神经。深层分布有颈横动、静脉，臂丛的锁骨上部等重要结构。

主治：①咳嗽，哮喘。②缺盆中痛，咽喉肿痛，瘰疬，颈肿。

9. 抬肩穴

定位：位于肩部，肩峰前方直下1.5寸（图2-13）。

解剖：皮肤→皮下组织→三角肌→三角肌下囊→冈上肌腱。浅层分布有锁骨上外侧神经、臂外侧上皮神经分布。深层分布有旋肱后动、静脉和腋神经的分支。

主治：弛缓性麻痹，上肢抬举困难等。

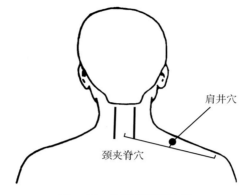

肩井穴

颈夹脊穴

图2-14 头颈部后面穴位

10. 肩井穴

定位：在肩上，大椎与肩峰端连线的中点上（图2-14）。

解剖：皮肤→皮下组织→斜方肌→肩胛提肌。浅层分布有锁骨上神经及颈浅动、静脉的分支或属支。深层有颈横动、静脉的分支或属支和肩胛背神经的分支。

主治：头痛，眩晕，颈项强痛，肩背疼痛，上肢不遂，瘰疬。

11. 颈夹脊（经验穴）

定位：位于颈部后正中线旁开0.5寸。一侧各有7个穴位，两侧14个（图2-14）。

主治：颈痛，颈部不适，活动不利。

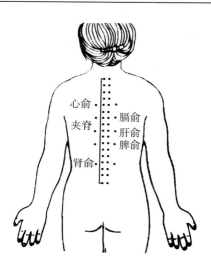

图2-15　背部穴位

12．心俞

定位：在背部，第5胸椎棘突下，旁开1.5寸（图2-15）。

解剖：皮肤→皮下组织→斜方肌→菱形肌下缘→竖脊肌。浅层分布有第5、第6胸神经后支的内侧皮支及伴行的动、静脉。深层分布有第5、第6胸神经后支的肌支和相应的肋间后动、静脉背侧支的分支或属支。

主治：①心痛，心悸，心烦，失眠，癫狂痫。②咳嗽，吐血，盗汗。

13．膈俞

定位：在背部，第7胸椎棘突下，旁开1.5寸（图2-15）。

解剖：皮肤→皮下组织→斜方肌→背阔肌→竖脊肌。浅层分布有第7、第8胸神经后支的内侧皮支和伴行的动、静脉。深层分布有第7、第8胸神经后支的肌支和相应肋间后动、静脉背侧支的分支或属支。

主治：①胃脘痛，呕吐，呃逆，饮食不下，便血。②咳嗽，气喘，吐血，潮热，盗汗。③瘾疹。

14. 肝俞

定位：在背部，第9胸椎棘突下，旁开1.5寸（图2-15）。

解剖：皮肤→皮下组织→斜方肌→背阔肌→下后锯肌→竖脊肌。浅层分布有第9、第10胸神经后支的皮支和伴行的动、静脉。深层分布有第9、第10胸神经后支的肌支和相应的肋间后动、静脉的分支或属支。

主治：①黄疸，胁痛，脊背痛。②目赤，目视不明，夜盲。③吐血，衄血。④眩晕，癫狂痫。

15. 脾俞

定位：在背部，第11胸椎棘突下，旁开1.5寸（图2-15）。

解剖：皮肤→皮下组织→背阔肌→下后锯肌→竖脊肌。浅层分布有第11、第12胸神经后支的皮支和伴行的动、静脉。深层分布有第11、第12胸神经后支的肌支和相应的肋间，肋下动、静脉的分支或属支。

主治：①腹胀，呕吐，泄泻，痢疾，便血，纳呆，食不化。②水肿，黄疸。③背痛。

16. 肾俞

定位：在腰部，第2腰椎棘突下，旁开1.5寸（图2-15）。

解剖：皮肤→皮下组织→背阔肌腱膜和胸腰筋膜浅层→竖脊肌。浅层分布有第2、第3腰神经后支的皮支及伴行动、静脉。深层分布有第2、第3腰神经后支的肌支和相应腰动、静脉背侧支分支或属支。

主治：①遗尿，小便不利，水肿。②耳鸣，耳聋。③气喘。④腰痛。

17. 夹脊

定位：在背腰部，第1胸椎至第5腰椎棘突下两侧，后正中线旁开0.5寸，一侧17个穴位（图2-15）。

解剖：因各穴位置不同，其肌肉、血管、神经也各不相同。一般的层次结构是皮肤→皮下组织→浅肌层（斜方肌、背阔肌、菱形肌、上后锯肌、下后锯肌）→深层肌（竖脊肌、横突棘肌）。

浅层内分布有第1胸神经至第5腰神经的内侧皮支和伴行的动、静脉。深层分布有第1胸神经至第5腰神经后支的肌支，肋间后动、静脉或腰动、静脉背侧支的分支或属支。

主治：①胸1～5夹脊：心肺、胸部及上肢疾病。②胸6～12夹脊：胃肠、脾、肝、胆疾病。③腰1～5夹脊：下肢疼痛，腰、骶、小腹部疾病。

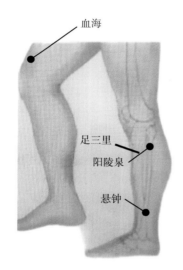

图2-16　下肢侧面穴位

18.　血海

定位：屈膝，在大腿内侧，髌底内侧端上2寸，股四头肌内侧头的隆起处（图2-16）。

解剖：皮肤→皮下组织→股内侧肌。浅层分布有股神经前皮支，大隐静脉的属支。深层分布有股动、静脉的肌支和股神经的肌支。

主治：①与气血相关疾病，如肢体痿痹不用。②湿疹，瘾疹，丹毒。

19. 足三里

定位：在小腿前外侧，犊鼻穴下3寸，距胫骨前缘一指处（图2-16）。

解剖：皮肤→皮下组织→胫骨前肌→小腿骨间膜→胫骨后肌。浅层分布有腓肠外侧皮神经。深层分布有胫前动、静脉的分支或属支。

主治：①脾胃疾病，如消化不良、生长发育落后。②虚劳羸瘦，咳嗽气喘，心悸气短，头晕。③失眠，癫狂。④膝痛，下肢痿痹，脚气，水肿。

20. 阳陵泉

定位：在小腿外侧，腓骨头前下方凹陷处（图2-16）。

解剖：皮肤→皮下组织→腓骨长肌→趾长伸肌。浅层分布有腓肠外侧皮神经。深层分布有胫前返动、静脉，膝下外侧动、静脉的分支或属支和腓总神经分支。

主治：①黄疸，口苦，呕吐，胁肋疼痛。②下肢痿痹，膝髌肿痛，脚气，肩痛。③小儿惊风。

21. 悬钟

定位：在小腿外侧，外踝尖上3寸，腓骨前缘（图2-16）。

解剖：皮肤→皮下组织→趾长伸肌→小腿骨间膜。浅层分布有腓肠外侧皮神经。深层分布有腓深神经的分支。如穿透小腿骨间膜可刺中腓动、静脉。

主治：①颈项强痛，偏头痛，咽喉肿痛。②胸胁胀痛。③痔疾，便秘。④下肢痿痹，脚气。

下 篇

中西医康复技术

第一章

中西医治疗原则

　　中西医治疗手段丰富多样，本书主要介绍临床实用的推拿针灸和康复训练技术，未包含中药、物理因子治疗、上肢康复机器人等技术方法。此外，NBPP常合并发生锁骨、肱骨骨折、肌性斜颈或缺血、缺氧性脑损伤。临床要认真查体，避免误诊、漏诊。合并骨折的患儿在骨折痊愈后进行治疗。合并斜颈、脑损伤的患儿要早发现、早治疗。

一、中医治疗原则

　　中医认为NBPP是由于患儿上肢筋脉损伤、血溢脉外、经脉不通、气血不畅、筋脉失养，致上肢功能痿废不用，属中医痿证范畴。治疗多采用推拿、针灸、中药等方法，辨证及对症治疗。

　　1. 患儿病程早期或西医手术后，因经脉受损、气血瘀阻，局部疼痛肿胀，治疗当以活血通络、消肿止痛为原则。手法轻柔，从远端向近端操作，推法、揉法行气活血通络。局部膏摩法配合远端取穴消肿止痛。针灸则在颈夹脊、颈根、手阳明经配以手少阳经、手太阳经上取穴，用快针给予浅刺。

　　2. 若患肢发育不良，肌肉萎缩、关节松弛、活动无力，以健脾生肌、补肾壮骨为原则，拿揉、提捻萎缩肌肉，点按受累关节附近穴位，同时活动该关节，配合按揉脾俞、肾俞、足三里、阳陵泉、绝骨穴内调脏腑，外达肢节，促进骨骼肌肉发育。针灸除了常规穴位外，还可快针点刺肝俞、脾俞、肾俞，针刺足三里、阳陵泉、绝骨穴。可配合口服健脾益气类的中药方剂，以综合治疗。

3. 肌腱挛缩或萎软，关节畸形，活动不利，肢末不温，爪甲不荣，以调补肝脾、养血荣筋、矫正畸形为原则。以麻油为介质，从手指末端向肘部推摩、搓擦，压放极泉、尺泽、经渠、太渊，促进局部气血循环，温养筋脉；拨揉、点按关节周围筋结、条索，行关节拔伸、挤压手法，理筋整复，矫正畸形；配合按揉心俞、膈俞、肝俞、脾俞、血海、阳陵泉调补肝脾，养血荣筋。对于患肢感觉较差的患儿，可以用梅花针给予适度的叩刺。若患肢循环障碍，可给予指尖放血疗法和艾灸疗法。还可配合舒筋活血通络的中药泡洗患肢。

4. 中医操作注意事项：推拿治疗时，室内温度应适宜。治疗师要态度和蔼，用心操作，保持指甲圆滑，长短适宜。手法要轻柔渗透，切忌暴力。手法操作从患肢远端向近端操作，不直接触及患儿臂丛神经损伤部位，患儿更易于接受；活动关节时，动作要适度，切忌生拉硬搬。推拿的时间，应根据患儿年龄大小、病情轻重、体质强弱及手法的特性而定。针灸时也要根据患儿的年龄、体质确定针刺数量、是否留针以及留针的时长。胸背部穴位应斜刺和浅刺。据患儿配合情况，酌情加用电针治疗，据临床症状选择 1 ～ 3 组穴位接通电针仪，用疏波（低频连续波），以局部肌肉微颤为宜，每次通电约15分钟。行灸时防止烫伤，非寒、湿、虚症慎用艾灸，时间亦要根据患儿耐受程度调整。中药泡浴水温应高于正常体温，冬季可稍高至40℃，时间在10 ～ 20分钟。

二、西医治疗原则

尽管NBPP的部位是神经组织，但其不利影响会从最初的神经损伤，累及患侧上肢肌肉、骨骼、关节等。因此，"早发现，早干预"尤为重要。

1. 早期康复 一般来说，一旦患儿的病情稳定48 ～ 72小时后，就可以考虑开始康复了。早期康复的目的在于最大限度地保留患儿尚存的功能，避免由于"制动"或"失用"造成的"失用综合征"。

2. 个体化康复　根据患儿的具体情况，制订个体化的评估和康复计划，这是实现功能恢复的核心要素，应做到因人而异、因时而异。患儿可承受康复训练的强度、持续时间、频率、具体的康复技术等，都应根据患儿治疗时的反馈，及时调整治疗方案。强调患儿主动性完成功能训练活动，而不是依赖被动性运动。

3. 全面康复　疾病治疗和康复处理的最终目的不仅仅是疾病本身的治愈和病情的稳定，更重要的是个体活动能力和社会参与能力的提高。要从身体－活动－参与三个水平进行全面的康复。

4. 适宜性康复　只有使用正确、适宜的康复技术，才能使神经功能沿着正确的康复轨迹前进，少走弯路。如家长为了让患儿肩前屈达到所期望的角度，就高强度地让患儿练抬臂动作，全然不顾患儿的躯干已出现了明显的代偿姿势。这样的康复不但不能恢复功能，反而会带来进一步损伤。

目前NBPP康复治疗包括物理因子治疗、肌力训练、手功能训练、限制－诱导运动疗法、肌内效贴扎技术、辅助矫形器、关节活动度维持训练、感觉促通技术、上肢康复机器人和日常生活能力训练等。

第二章

常见症状治疗

臂丛神经损伤由于损伤部位、程度的不同，其临床表现也不尽相同。损伤轻者3～5个月麻痹神经可自行修复。但也有部分患儿不能完全恢复，遗留肩、肘、腕、手的功能障碍，严重影响患儿的日常生活。

第一节　手功能障碍

手是人类日常生活劳动中重要的工具，可完成抓、握、捏、捻、夹等精细动作。手指的屈伸、收展、拇指对掌等功能健全是完成这些动作的基础。其中拇指对掌功能是人类特有的功能。拇对掌肌和示指、中指的指深屈肌协调运动可共同完成对捏动作。环指和小指屈肌、小指展肌实现手大把抓握的功能。拇指和四指的伸展开合可实现打字、弹琴等灵活的手指协调动作。当臂丛神经损伤以C_7、C_8、T_1神经根或中下干损伤为主时，手外在肌和内在肌失去神经支配导致瘫痪，则发生手功能障碍。

一、四指伸展功能障碍

患儿四指屈曲，不能伸直，难以完成鼓掌、拍球、示指指示等动作（图3-1），主要原因是指伸肌、骨间肌、蚓状肌瘫痪无力，与C_6、C_7、C_8和T_1神经根受损，或臂丛神经中、下干，或后侧束和内侧束损伤有关。全臂丛损伤亦可导致该功能障碍。

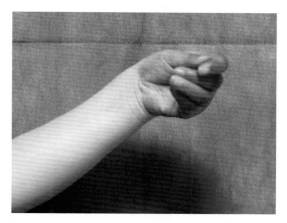

图3-1 四指伸展障碍

（一）手法操作

1. 拇、示指从指根至指尖捻揉，重点施术于各关节处，以透热为度。

2. 治疗师一手与患儿手指交叉，将四指分开，另一手指揉掌背骨间肌，点揉前谷、后溪、二间、三间、合谷穴（视频1）。

3. 伸掌指关节和指间关节，另一手握拳用指间关节在掌背肌腱上做快速擦拨（视频2）。

4. 患儿掌心向上，双拇指点揉大、小鱼际以及掌侧骨间肌，点按阳池、大陵同时做腕关节背伸活动。

5. 双手掌夹持前臂，内侧手向下、外侧手向上自腕至肘错动用力。以疏通经络，平衡前臂伸肌和屈肌张力（视频3）。

6. 被动将拇指与四指逐一对捏，同时另一手拇、示指对揉各掌骨间隙，反复施术。以刺激手部肌肉，促进协调运动（视频4）。

视频1　　　　视频2　　　　视频3　　　　视频4

（二）康复治疗

1. 四指总体伸展功能康复

（1）被动运动训练：患儿仰卧位，上臂稍外展，屈肘关节90°，前臂旋后。治疗师一手固定患儿肘关节，另一手五指伸展掌心与患儿掌心相对。稍用力推患儿手部，使所有手指关节伸展，同时腕背伸，维持5～15秒。注意此时患儿手指与手掌处于同一平面内，各手指与相应掌骨拥有同一轴线（图3-2）。

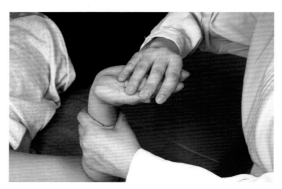

图3-2　四指伸展障碍的被动运动康复

（2）主动运动训练：在患儿手里放一个足够大的物品。物品质地较粗糙不易滑落，嘱患儿通过伸展各个手指来把物品放下，反复练习（图3-3）。

（3）感觉促进训练：①患儿端坐位，治疗师一手固定患儿腕关节，使腕关节平伸，另一手拿毛刷擦刷四指手背侧皮肤。用此方法时治疗师要耐心，多给患儿一些时间，直至出现伸指的动作为止。如果一直不能出现伸指的动作，治疗师可以把患儿的腕关节放于稍掌曲的位置，这样更容易出现四指伸展的反应。②治疗师双手握住患儿前臂背侧，找到指伸肌、示指伸肌、小指伸肌的肌腹部分，对其进行挤压、提捏以促进肌肉收缩兴奋。

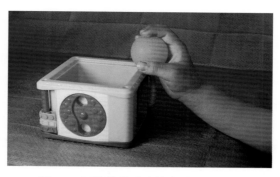

图3-3 四指伸展障碍的主动运动康复

（4）日常生活训练：如果手指抓握肌力≥3级，可以让患儿进行抓握水果放到容器中的训练。注意水果体积适中。在伸手抓握、放下水果的过程中可以很好地锻炼到伸指动作。

（5）腕手矫形器的运用：伸指障碍的患儿可以在夜间佩戴腕手矫形器来促进四指伸展。

2. 四指掌指关节伸展康复 部分患儿表现为仅四指掌指关节伸展障碍。

（1）被动运动训练：患儿仰卧位，上臂稍外展，肘关节屈曲位，前臂中立位。治疗师一手固定患儿手掌，另一手握住四指近端指骨，做四指掌指关节伸展运动，伸展范围0°～15°（图3-4）。

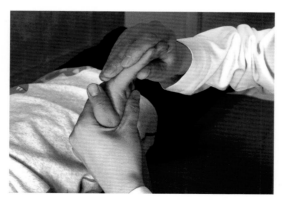

图3-4 四指掌指关节伸展障碍的被动运动康复

可在运动末端维持5～15秒，也可分别做四指掌指关节的伸展被动运动。

（2）主动运动训练：①患儿端坐位，双手胸前合拢掌心相对（注意手指各关节均处于伸展状态）。治疗师让患儿用掌侧手指中节指骨部分夹取一个直径2cm的圆柱形积木。要求患儿双手各指间关节伸展，同时掌心依然贴合（图3-5A）。②患儿端坐位，前臂中立位放于桌上。治疗师一手固定患儿手掌，另一手拿一个柱状物立于桌面，令患儿伸展掌指关节去碰倒柱状物（图3-5B）。

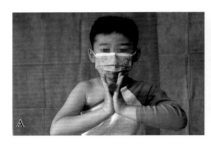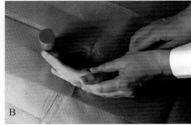

图3-5　四指掌指关节伸展障碍的主动运动训练

（3）辅助器具：此类情况也可佩戴腕手矫形器。

3. 四指指间关节伸展康复　还有一类患儿表现为掌指关节伸展和指间关节屈曲，存在指间关节伸展障碍（图3-6）。

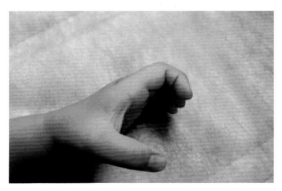

图3-6　四指指间关节伸展障碍

（1）被动运动训练：患儿仰卧位，上臂稍外展，肘关节屈曲位，前臂中立位。治疗师一手固定患儿手掌及四指第一指骨，另一手伸展所有指间关节（图3-7），也可以分别做四指的指间关节伸展被动运动，可在伸展末端牵伸5～15秒。

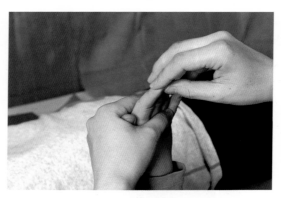

图3-7　四指指间关节伸展障碍的被动运动训练

（2）主动运动训练：患儿端坐位。治疗师双手固定患儿手掌及近节指骨。让患儿主动伸展手指碰倒圆柱物，反复多次练习（图3-8）。

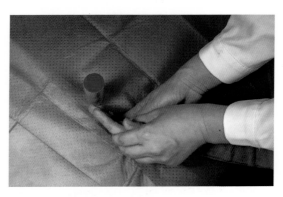

图3-8　四指指间关节伸展障碍的主动运动训练

（3）辅助器具：让患儿佩戴手指直伸肢具，改善指间关节屈曲。

二、四指屈曲功能障碍

患儿四指伸直或微屈，不能充分屈曲掌指或指间关节，难以完成握笔、与拇指对捏、挠痒等动作（图3-9）。主要原因是指深屈肌、指浅屈肌，以及辅助伸指的骨间肌、蚓状肌瘫痪无力，与C_8、T_1神经根受损或臂丛神经下干、内侧束损伤有关。全臂丛损伤亦可导致该功能障碍。

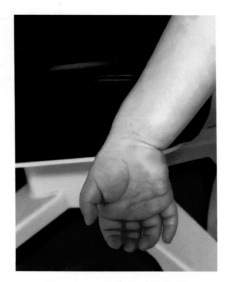

图3-9　四指屈曲功能障碍

（一）手法操作

1. 治疗师一手扶腕，另一手拇指按揉四指及大、小鱼际肌，并向心方向点推（视频5）。

2. 拇指交替点按诸掌骨间隙，从远端到近端捻揉四指，一手拇指点按内关穴，另一手做掌指关节及指间关节的被动屈伸活动（视频6）。

3. 治疗师拇示指分别置于指根掌面和背面，拇指点压，示指理顺，另一手持患指远端做被动屈伸动作。随后，持远端的手做患指伸直动作，同时定于指根掌面的拇指做小幅度理顺，定于患指背面的示指用力点压。被动屈伸、点压理顺结合，肌腱一收一张，以滑利关节（视频7）。

视频5　　　　　视频6　　　　　视频7

（二）康复治疗

1. 四指屈曲功能康复

（1）被动运动训练：患儿仰卧位，肩稍外展，肘屈曲90°，前臂旋前。治疗师一手固定肘关节，另一手掌握住患儿手背，适当用力使患儿四指充分屈曲。如果有腕掌曲障碍也可在屈四指同时屈腕关节（图3-10），在运动末端牵伸5～15秒，也可以分别屈曲四指各个关节。

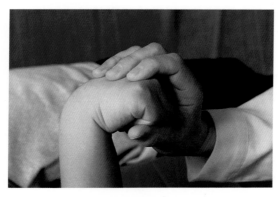

图3-10　四指屈曲功能障碍的被动运动训练

（2）主动运动训练：患儿端坐位，面对治疗桌，上臂自然下垂，前臂中立位，前臂及手放于桌面。让患儿去努力握住桌面上的圆柱体（图3-11A）。患儿端坐位，手臂自然下垂，四指屈曲勾住塑料袋（袋子里可以放适当重量物品），以提高手指屈肌力量（图3-11B）。

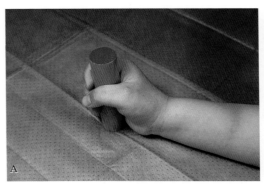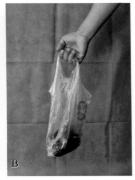

图3-11　四指屈曲功能障碍的主动运动训练

（3）辅助器具：治疗师用弹性绷带将患儿握紧的拳头包裹住，不宜太紧，半小时松开一次。间断性包裹，以牵伸手指背侧伸肌，辅助改善四指屈曲能力。

（4）日常生活训练：屈指障碍直接影响抓握能力。根据抓握能力选择大小适中的物品训练，如抓握水果放到篮子中。练习一段时间，如果完成度较好，可以循序渐进地抓握直径更小的物品，如纸杯、笔、勺子、牙刷等。训练中注意抓握物品的重量、质地和形状会影响抓握效果。重量轻的、质地粗糙的物品更容易抓握。如果抓握物品时掉落，我们需要分析原因，物品是不是太重了？还是太光滑，手握不住？或是形状不易握住？总体训练原则为抓握物品重量由轻到重，质地由粗糙到光滑，形状由容易抓握到难以抓握。治疗师可让患儿揉康复橡皮泥，用手握住改变形状，也可以进行拧毛巾的练习。

（5）感觉促进训练：治疗师挤压、提捏患儿前臂内侧的指深屈肌和指浅屈肌肌腹，激活相关肌肉。

2. 四指掌指关节屈曲康复 NBPP中有部分患儿存在掌指关节不能屈曲，指间关节不能伸展的情况（图3-12）。

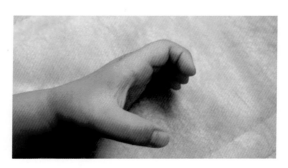

图3-12 四指掌指关节屈曲障碍

（1）被动运动训练：①充分屈曲掌指关节，患儿端坐位。治疗师一手固定患儿手掌，另一手抓住患手四指，做掌指关节屈曲被动活动，可在关节活动末端牵伸5～15秒（图3-13）。注意掌指关节屈曲的正常范围是0°～90°，因此屈曲活动要在此范围内进行。②充分伸展指间关节，要想使掌指关节能够屈曲，首先要使指间关节伸展，这样会促进掌指关节屈曲。治疗师一手固定患

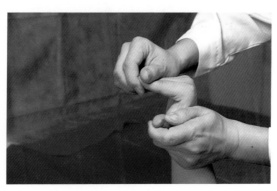

图3-13 四指掌指关节屈曲障碍的被动运动训练

儿四指近端指骨，另一手抓住患手远端指骨，做指间关节被动伸展活动，可在关节活动末端牵伸5～15秒。

（2）主动运动训练：①主动伸展指间关节，因为只有指间关节可以主动伸展，掌指关节才能更好地做屈曲运动。治疗师使患儿掌指关节被动固定于屈曲位置，指导患儿做指间关节主动伸展动作，用指尖背侧去触碰木钉。反复多次练习。②主动屈曲掌指关节，如果在指间关节屈曲幅度非常大的情况下，主动屈曲掌指关节不容易成功。因此需要把指间关节固定在较伸展的状态下，来训练掌指关节的主动屈曲运动。利用贴扎技术或者佩戴手指套使指间关节被动固定于伸展位置。治疗师指导患儿尽量用掌指关节屈曲去完成木钉抓取动作。反复多次练习。

（3）辅助器具：到专业机构定制屈曲掌指关节、伸展指间关节的辅助器具。

三、拇内收及对掌功能障碍

患儿拇指外展，大鱼际扁平（图3-14）。拇指不能内收、屈曲、对掌，完成握笔、拉拉链、捏取小物品困难。主要是因为拇短屈肌、拇内收肌、拇对掌肌以及拇长屈肌瘫痪无力，与C_8、T_1神经根受损，或者臂丛神经下干和内侧束损伤有关。全臂丛损伤

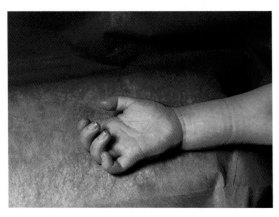

图3-14　拇指内收和对掌功能障碍

亦可导致该功能障碍。

（一）手法操作

1. 拿揉前臂及手部肌肉，重点在大鱼际；自腕部桡侧捻揉至拇指指尖，重点捻揉关节处，以发热为度。

2. 按揉前臂手太阳小肠经、手少阴心经和手厥阴心包经循行部位，到手部可增加手太阴肺经和手阳明大肠经。重点点按小海、少海、曲泽、阴郄、内关、养老、通里、神门、大陵、鱼际、合谷等穴以及掌骨间隙。

3. 一手将患儿拇指外展到最大角度，另一手拇指拿捏、弹拨合谷穴附近，以能引发拇内收肌收缩为宜，再用揉法减缓局部疼痛及不适（视频8）。

4. 点按鱼际穴，被动活动第一腕掌关节，当拇指长期处于内收状态下，增加点按阳溪穴，活动腕掌关节。

5. 用拇、示指夹持住患儿拇指，先挤压，再牵引拔伸各关节，以促进拇指关节发育。

视频8

（二）康复治疗

1. *被动运动训练*　患儿端坐于治疗桌前，前臂中立位，伸平手掌侧立在桌子上。治疗师坐在患侧，一手固定四指，另一手握住拇指，被动做拇指内收（拇指由充分外展位移动到接触示指），可在活动末端停留5～15秒（图3-15）。做拇指对掌时，使拇指与其他四指指腹接触，分别做对指运动。反复多次。

2. *主动运动训练*

（1）抓物：患儿端坐于治疗桌前，桌上摆放一些大小不等的积木块。根据患儿能力选择大小适宜的积木，让患儿做拇指与四指对指抓取，注意虎口近端留空隙（图3-16）。循序渐进升阶训练，当患儿比较容易抓取一定尺寸物品时，治疗师换成稍小尺寸的物品让患儿抓握。

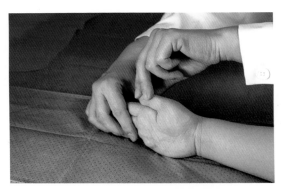

图 3-15　拇指内收对掌功能障碍的被动运动训练

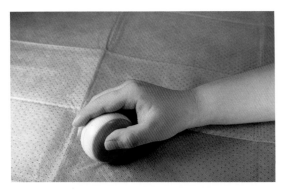

图 3-16　拇指内收对掌功能障碍的主动运动训练

（2）捏物：患儿端坐位，面前放治疗桌，桌上放小颗粒物品，如大枣、橡皮、玻璃球、黄豆、瓜子、纸片、细绳等。让患儿练习捏取物品。如果可以比较轻易捏起较大物品，就可以练习捏更小一点的物品。

3. 感觉促进训练　对大鱼际肌进行挤压。

4. 日常生活训练　建议进行捡豆子、系扣子、拉拉锁、解鞋带、用笔涂画、翻书等游戏。也鼓励家人陪同患儿捏出各种造型的橡皮泥，提高趣味性。

5. 辅助器具 佩戴把拇指固定在功能位的腕手矫形器，避免拇指过于外展。

四、拇指外展功能障碍

患儿拇指内收，靠近示指，难以完成点赞手势、使用剪刀或抓握较大较粗物体（图3-17）。主要是因为拇指长、短展肌以及协同肌拇短屈肌和拇指长短伸肌瘫痪无力。与$C_6 \sim C_8$、T_1神经根受损或臂丛神经中干，或后侧束和内侧束损伤有关。全臂丛损伤亦可导致该功能障碍。

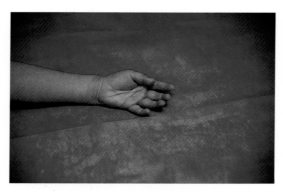

图3-17 拇指外展障碍

（一）手法操作

1. 拇指按揉曲池至合谷，重点手三里、偏历、阳溪及条索、筋结等处。

2. 拇、示指捻揉患儿拇指根至指端，捏住指间关节两侧进行牵引、挤压，并反复背伸活动关节（视频9）。

3. 将患儿拇指外展至最大角度，拨揉大鱼际处条索、筋结。

4. 按阳溪同时背伸腕掌关节，反复施术（视频10）。

视频9　　　　视频10

（二）康复治疗

1. 被动运动训练　患儿端坐于治疗桌前，前臂中立位，手掌侧放于桌上。治疗师坐于患侧，一手握住患儿手掌，另一手握住拇指及拇指根部，做拇指外展被动运动，在运动末端停留5 ～ 15秒（图3-18）。做以下两个方向的拇指运动。

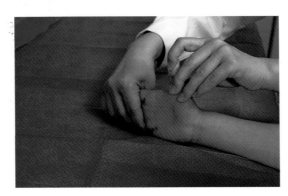

图3-18　拇指外展障碍的被动运动训练

（1）在手掌同一平面上，将拇指从紧贴示指根部被动移到充分伸展位置。

（2）将拇指从对掌动作被动移到垂直手掌的充分外展位置。

2. 主动运动训练　患儿端坐于治疗桌前，患儿手心向下平放于桌上。治疗师固定患儿手掌和四指，让患儿拇指主动外展去触碰目标物。如果患儿拇指外展肌力过小，治疗师可以辅助患儿主动运动。如果拇指肌力达到3级，则可适当抗阻运动。手平放于桌面，掌心朝下，拇指及大鱼际伸出桌子边缘，此时拇指处于悬空状态。治疗师拿一串钥匙挂在外展的拇指上，让患儿坚持片刻（图3-19）。

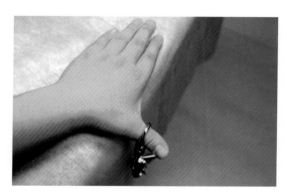

图3-19　拇指外展障碍的主动运动训练

3. 感觉促进训练　治疗师用毛刷对患儿拇指背侧皮肤，做由远端至近端的擦刷刺激，诱导拇指外展。擦刷频率为每分钟100次。

4. 日常生活训练　建议多抓握一些较大物品，如抓空的牛奶盒、抓杯子和瓶子等。因为试图抓握的时候，患手先要伸展才能够抓到物品。物品尺寸和重量不同，对拇指的要求也不同。物品越大，越需要大幅度的拇指伸展。

5. 辅助器具　患儿可在夜间佩戴功能位腕手矫形器来维持拇指伸展角度。

（三）针灸

快针浅刺C_7～T_1夹脊；合谷与后溪对刺，针刺八邪、阳溪、鱼际、外关、内关穴；若出现手指肿胀可参考第九节患肢循环障碍的内容。电针选择合谷和外关为一组。

针刀：在大鱼际寻找筋结用针刀剥离。

第二节　腕关节功能障碍

　　腕具有掌屈、背伸、尺偏、桡偏等功能。腕关节的灵活和稳定性决定手的功能活动。位于前臂屈侧的掌长肌、指浅屈肌、指深屈肌跨越腕关节，协同收缩时可屈腕、屈指及紧张掌筋膜。位于前臂伸侧的指伸肌跨越腕关节，具有拮抗伸腕功能。当手需要完成写字、弹琴等动作时，前臂屈肌、伸肌协同收缩，使腕关节稳定，从而协助完成活动。进行捶打动作时，尺侧腕伸肌和腕屈肌协同收缩，使腕部尺偏。随后，桡侧腕屈肌和腕伸肌共同收缩使腕部桡偏。多肌肉群相互协调完成这个动作。当臂丛神经损伤以中、下干为主，前臂肌肉失去神经支配而发生瘫痪时，主要表现为手及腕部功能障碍。

一、腕关节背伸障碍

　　患儿垂腕或勾腕（图3-20），伸腕困难，影响抓物取物，造成拍手、洗脸等日常活动受限。主要是桡侧腕长、腕短伸肌、尺侧腕伸肌、指伸肌、示指伸肌瘫痪无力，与$C_6 \sim C_8$神经根受损，或者臂丛神经中下干、后侧束、内侧束损伤有关。全臂丛损伤亦可导致该功能障碍。

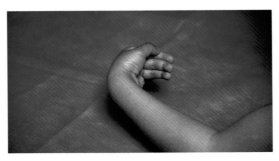

图3-20　腕关节背伸障碍

（一）手法操作

1. 背伸患儿手腕，循经络向心，点揉前臂手三阳经，重点施术于四渎、三阳络、支沟、外关、阳池、曲池、手三里、上廉、下廉、温溜、偏历、阳溪、支正、养老、阳谷。

2. 继续保持腕背伸，并使前臂旋后，对前臂屈肌群施以理筋法，使其放松（视频11）。

3. 点揉腕部阳溪、阳池、阳谷、大陵、神门、太渊，对点阳池与阴池，同时被动活动腕关节，反复背伸腕关节（视频12）。

4. 一手握患儿手掌、另一手握前臂远端，相对用力挤压腕关节，以促进骨骼发育。

视频11　　　　　视频12

（二）康复治疗

1. 被动运动训练

（1）患儿仰卧位，肩稍外展，肘屈曲90°，治疗师一手握住患儿的前臂，另一手握住患手，使其中立位，将患手向手背侧运动（图3-21A）。此为背伸，背伸正常范围0°～70°。操作时治疗师可在关节活动末端牵拉5～10秒，30次一组。

（2）侧方支撑：患儿端坐位，上臂外展肘伸直，把患手掌心朝下伸平，放到床面上做支撑，坚持1～2分钟（图3-21B）。随着能力增强，支撑时间可以越来越长。此方法可使腕屈肌群得到牵伸，还可以提高上肢支撑力量，刺激骨骼生长。

2. 主动运动训练　患儿端坐位，治疗师一手托住患儿前臂，另一手拿着玩具放于患手的背侧，诱导患儿腕关节做出主动背伸的动作（图3-22A）。此训练适合腕背伸肌力达到3级或3级以上。如果患儿做此动作比较困难，治疗师可以用手给予适当的助力辅助患儿最大程度地完成该动作。或者患儿将手放于桌面，前臂中立位，依靠桌面的支撑来消除肢体重力的影响做腕背伸动作（图3-22B）。此训练方法适用于2级以下肌力的患儿。

如果患儿腕背伸肌力达到3级以上，可以进行抗阻训练。患儿端坐位，面前放治疗桌，掌心朝下放于桌上，手伸出桌面，腕及手均处于悬空状态。此时把装有一定重量物品的塑料袋挂在患儿手掌背侧的掌骨上，让患儿做腕背伸抗阻运动，坚持10～20秒，10～15次一组。

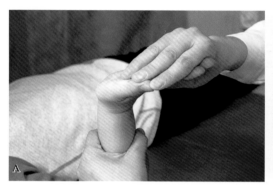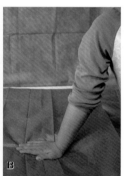

图3-21　腕关节背伸障碍的被动运动训练

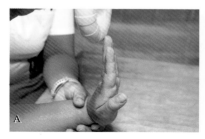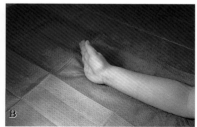

图3-22　腕关节背伸障碍的主动运动训练

3. 日常生活训练　日常生活中，垂腕对患儿的运动能力有较多限制。如抓握时腕关节稳定性不足，造成抓握能力和准确性大大降低，甚至有的患儿由于垂腕严重而造成手指不能抓握。因此，我们需要加强腕背伸肌群的力量。训练需要的物品有小鼓槌和鼓。鼓放于较高的位置，患儿用患手拿鼓槌，抬臂刚好可以够到小鼓。让患儿做敲鼓动作，语言指导患儿背伸手腕（图3-23）。如果患儿需要辅助，治疗师可以用手适当帮助患儿背伸腕关节敲鼓。10～20次一组，反复多次练习，患儿腕背伸力量会有提高，增强独自抓取物品的能力。

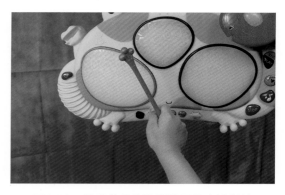

图3-23　腕关节背伸障碍的日常生活训练

4. 感觉促进训练

（1）治疗师一手托住患儿前臂，另一手用毛刷在患儿患肢手背及前臂背侧，自远端向近端轻轻擦刷（图3-24）。注意力度不要过大，擦刷频率为每分钟100次，2～3分钟即可。

（2）治疗师手法挤压腕背伸肌群（桡侧腕长伸肌、桡侧腕短伸肌、尺侧腕伸肌等）肌腹部分，激活肌肉。

5. 辅助器具　患儿处于明显勾腕、垂腕状态，会破坏腕部良好的对位对线。长时间的异常姿势将导致关节畸形，严重影响腕关节功能。此类患儿需要佩戴支具，以稳定腕关节，使其保持在功能位。建议家长去专业机构量身定制腕手矫形器。腕手矫形

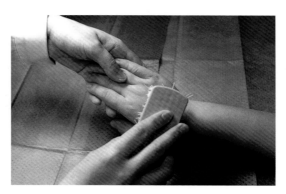

图3-24　腕关节背伸障碍的感觉促进训练

器会将患儿手部固定在功能位。在不需要治疗的时间也可以佩戴，特别是夜晚，可使腕屈肌处于被动牵拉拉伸的状态，避免屈肌短缩造成的垂腕进一步加重。需要注意的是，试佩戴期间注意观察手臂有无过深的压痕甚至是皮肤破损。必要时可多次调整、修改腕手矫形器，以适应患儿个体情况。

二、腕关节屈曲障碍

患儿手背伸或腕关节松弛，主动掌屈活动受限，完成叩击、弹琴、打字等困难动作。若腕关节长期处于背屈状态，称为"仰腕、翘腕"（图3-25）。主要原因为桡侧腕屈肌、尺侧腕屈肌、指

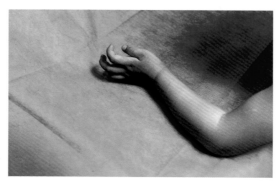

图3-25　腕关节屈曲障碍

浅指深屈肌、掌长肌瘫痪无力，与 C_6、C_7、C_8、T_1 神经根受损，或臂丛神经下干、外侧束、内侧束损伤有关。全臂丛损伤亦可导致该功能障碍。

（一）手法操作

1. 拿揉前臂掌侧和背侧的肌肉，以掌侧为主。

2. 用拇指重按前臂手三阴经循行部位。重点点按尺泽、孔最、经渠、列缺、太渊、少海、灵道、通里、神门、曲泽、间使、内关、大陵等穴。

3. 提捏前臂深层肌肉，沿向心方向捻动，再擦前臂掌侧，以透热为度。

4. 双掌根挤压腕关节，促进腕关节的生长发育（视频13）。

5. 在腕关节被动屈曲位下，牵拉腕关节，并在手三阳经做理筋的手法，放松紧张挛缩的前臂背侧肌肉（视频14）。

视频13　　　　视频14

（二）康复治疗

1. 被动运动训练　患儿仰卧位，肩稍外展。治疗师一手握住患儿的前臂，另一手握住患手，使其中立位，将患手向手掌侧屈曲运动（图3-26）。腕关节掌屈的正常活动范围0°～90°。治疗师可在关节活动度的末端牵伸5～10秒，30次一组。

2. 主动运动训练　患儿端坐位，治疗师一手托住患儿前臂，另一手用玩具放于患手的掌侧，诱导患儿腕关节做出主动掌屈的动作（图3-27A）。这种方法适用于肌力在3级或以上的患儿。如果患儿做此动作比较困难，治疗师可以用手给予适当的助力辅助

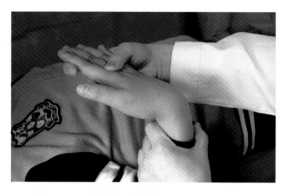

图3-26　腕关节屈曲障碍的被动运动训练

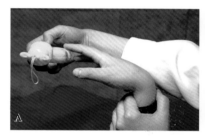
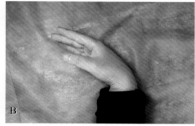

图3-27　腕关节屈曲障碍的主动运动训练

患儿最大限度地完成该动作。或者将患手放于桌面，前臂中立位。桌面帮助腕关节克服上肢重力，患儿将会更容易完成腕掌屈动作（图3-27B）。

　　3. 日常生活训练　腕掌屈障碍的患儿腕关节不稳定，在抓握物品时不能很好稳定地控制手，影响精细运动。如果腕掌屈肌力弱，将很难完成从书包中取学习用品、拿取高处的物品。因此训练主动腕掌屈功能很有必要（图3-28A）。

　　日常生活能力训练需要准备相匹配的笔帽和彩笔。患儿健侧手拿着彩笔，患侧手拿着笔帽（图3-28B）。健侧手和患侧前臂保持不动，只做患手腕掌屈动作，使笔帽套在彩笔上。

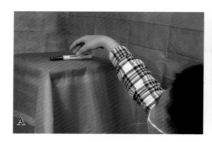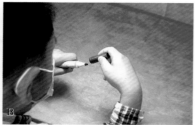

图3-28　腕关节屈曲障碍的日常生活训练

4. 感觉促进训练　治疗师拿毛刷自远端向近端擦刷前臂内侧皮肤表面（图3-29）。擦刷频率为每分钟100次，2～3分钟即可。治疗师可对腕屈肌肌腹进行挤压、提捏，激活相应肌肉。

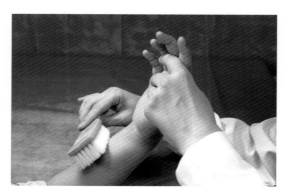

图3-29　腕关节屈曲障碍的感觉促进治疗

5. 辅助器具　患儿长期腕背伸状态，会破坏腕部正常的对位对线，严重影响腕关节功能。对于此类患儿，建议家长去专业机构量身定制腕手矫形器，将患儿腕部保持在良好的对位状态。在不需要治疗的时候都可以佩戴，特别是夜晚，可将腕背伸肌处于被动牵伸状态。避免伸肌短缩造成的腕掌屈障碍进一步恶化。必要时可多次调整修改腕手矫形器，以舒适佩戴。

三、腕关节桡偏障碍

患儿手向小指侧偏歪，向拇指方向活动受限（图3-30）。患儿腕关节常呈尺偏畸形，不能桡偏，因此难以完成拧盖子这类需要腕关节从桡侧向尺侧全范围活动的动作。主要是桡侧腕屈肌、桡侧腕长短伸肌、拇长展肌、拇短伸肌瘫痪无力，与C_6、C_7神经根受损，或臂丛神经上、中干，后侧束、外侧束损伤有关。全臂丛损伤亦可导致该功能障碍。

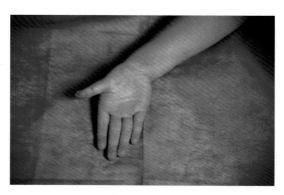

图3-30　腕关节桡偏障碍（尺偏畸形，不能桡偏）

（一）手法操作

1. 拨揉、点按前臂及手部手太阴肺经、手阳明大肠经及手少阳三焦经循行路线，重点点揉阳溪、合谷、偏历、外关、太渊、列缺、手三里等穴。

2. 一手拇指点按阳溪，另一手使腕关节向桡侧侧屈（视频15）。

3. 拇指点按手三里，主动或被动向桡侧侧屈腕关节，点推理顺手三里附近的筋结、条索（视频16）。

视频15   视频16

（二）康复治疗

1. 被动运动   患儿仰卧位，治疗师一手握住患儿的前臂，另一手握住患手，使其中立位，向拇指侧（桡侧）运动腕关节（图3-31）。运动中不产生腕关节的背伸和掌屈，此为桡偏，也称为腕外展运动（桡偏正常活动范围0°～20°），可在运动末端维持5～10秒。

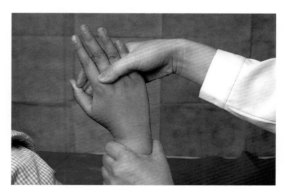

图3-31　腕关节桡偏障碍的被动运动训练

2. 主动运动训练   患儿端坐位。治疗师一手托住患肢前臂固定好，使患手掌侧朝下，维持腕关节正中位。治疗师另一手将玩具放于患手桡侧，令患儿主动做出桡偏动作来抓取玩具（图3-32）。如果患儿做此动作比较困难，治疗师可以用手给予适当的助力辅助患儿最大限度地完成该动作。

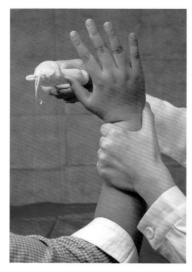

图3-32　腕关节桡偏障碍的主动运动训练

3. 日常生活训练　需要准备小鼓和鼓槌。将患儿前臂固定好，患手握住鼓槌，小鼓放于患儿患手桡侧。鼓励患儿主动做出腕桡偏动作去敲击小鼓，反复20～30次。如果患儿自己不能完成此动作，治疗师可以给予适当帮助。

4. 感觉促进训练

（1）治疗师一手托住患儿前臂，另一手用毛刷在患肢前臂桡侧自下向上进行擦刷（图3-33A）。每分钟100次，2～3分钟。注意力度不要过大，避免粗暴。

（2）治疗师对患肢桡侧屈腕肌群的肌腹部分进行挤压，促进本体感觉，激活肌肉（图3-33B）。

5. 辅助器具　患儿腕关节长期处于尺偏位置，会严重影响腕关节功能。对于此类患儿，建议家长去专业机构量身定制腕手矫形器。腕手矫形器会将患儿手部固定在中立位。让腕尺侧肌群保持被动牵伸的状态，避免尺侧肌肉短缩造成的腕桡偏障碍进一步加重。

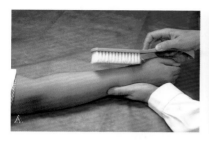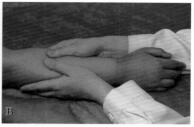

图 3-33　腕关节桡偏障碍的感觉促进训练

四、腕关节尺偏障碍

患儿手腕向拇指一侧偏歪，向小指侧活动受限，即桡偏畸形，不能尺偏（图 3-34）。导致患儿拧瓶盖这类需要腕关节全范围活动来完成的动作困难。主要是尺侧腕伸肌、尺侧腕屈肌瘫痪无力，与 $C_6 \sim C_8$ 神经根受损，或臂丛神经中、下干，内侧束损伤有关。全臂丛损伤亦可导致该功能障碍。

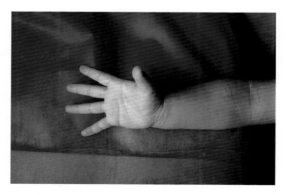

图 3-34　腕关节尺偏障碍（桡偏畸形，不能尺偏）

（一）手法操作

1. 腕关节被动尺偏，拇、示指捻揉前臂手太阳小肠经、手少阴心经循行处，点按阳谷、神门、灵道、支正、小海等穴（视频 17）。

2. 腕关节被动尺偏，拨揉前臂手阳明大肠经、手太阴肺经循行部位，重点操作条索、筋结处。

3. 前臂中立位，对点阳溪、阳谷穴，使腕关节被动尺偏，反复操作（视频18）。

视频17　　　　　　视频18

（二）康复治疗

1. **被动运动训练**　患儿仰卧位。治疗师一手握住患儿的前臂，另一手握住患手使其中立，将患手向小指方向（尺侧）活动腕关节。此为尺偏（尺偏正常活动范围0°～30°）。每组30次。在运动末端可以牵拉5～10秒。

2. **主动运动训练**　患儿端坐位。治疗师一手托住患儿患肢前臂固定好，使患手掌侧朝下，腕部没有屈伸。治疗师另一手拿着玩具放于患手尺侧，令患儿主动做出尺偏动作来抓取玩具（图3-35）。如果患儿做此动作比较困难，治疗师可适当辅助患儿最大限度地完成该动作。

3. **日常生活训练**　将患儿前臂固定好，患手握住鼓槌，小鼓放于患手下方（因受重力影响患儿做出尺偏动作更加容易）。鼓励患儿主动做出尺偏动作去敲鼓（图3-36）。如此反复20～30次。如果患儿自己不能完成此动作，治疗师可以给予适当辅助。

4. **感觉促进训练**　治疗师一手托住患儿前臂，另一手用毛刷对患儿腕尺侧肌群自下而上擦刷（图3-37）。每分钟100次，2～3分钟。避免粗暴，力度适宜。

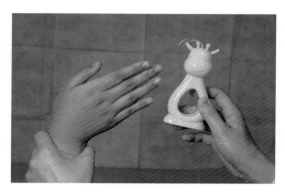

图 3-35 腕关节尺偏障碍的被动运动训练

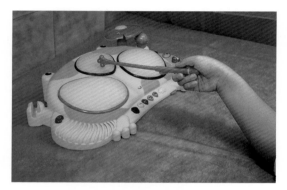

图 3-36 腕关节尺偏障碍的主动运动训练

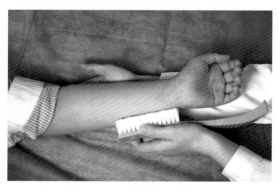

图 3-37 腕关节尺偏障碍的感觉促进训练

5. 辅助器具　患儿腕关节长期处于桡偏位置，会破坏腕部对位对线，严重影响功能。定制的腕手矫形器会将患儿手部固定在中立位，令腕桡侧肌肉处于被动牵伸状态，避免桡侧肌肉短缩。

（三）针灸

快针浅刺C_6、C_7夹脊；勾腕或仰腕选择手少阳三焦经的阳池、外关、支沟、三阳络、四渎，手厥阴心包经的大陵、内关、间使、郄门；尺偏或桡偏选择手阳明大肠经的阳溪、偏历、温溜、下廉、上廉、手三里、曲池，手少阴心经的神门、阴郄、通里、灵道、少海。每次每条经选2～3个穴位，交替使用。电针以阳经穴位为主，选择同一条经络上的两个穴位为一组。

针刀：勾腕和尺偏可在屈肌上寻找筋结用针刀松解。

第三节　肘关节功能障碍

肘关节具有屈伸、旋前、旋后功能。肘的屈伸功能主要由肱肌、肱二头肌、肱三头肌和肘肌协同完成。旋前圆肌、旋前方肌和旋后肌、肱二头肌，以前臂为轴做内旋、外旋动作，可执行扭转动作。控制腕和手部运动的许多屈肌和伸肌都附着在肘部附近，还有部分控制肩部活动的肌肉也附着于肘部。上肢完成提举、扭转、投射和抓握等活动中，这些肌肉需高度协调，肘关节在其中具有重要作用。当臂丛神经损伤以上中干损伤为主时则支配的肘关节周围肌肉瘫痪，肘功能发生障碍。

一、肘关节屈曲障碍

患儿肘关节松弛或伸直或微屈，屈肘活动受限（图3-38），完成进食、梳头、戴眼镜等动作困难。主要是肱肌、肱二头肌、肱桡肌以及兼有屈肘功能的旋前圆肌、桡侧腕屈肌、尺侧腕屈肌、掌长肌等瘫痪无力，与C_5、C_6神经根受损，或臂丛神经上中干，外侧束损伤有关。全臂丛损伤亦可导致该功能障碍。

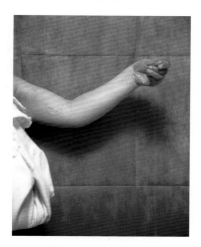

图3-38　肘关节屈曲障碍

（一）手法操作

1. 从肘至肩拿揉上臂三阴经循行路线，点按尺泽、曲泽、曲池、少海、极泉等穴。

2. 肘关节微屈，前臂旋后，捻揉肱二头肌、肱肌、肱桡肌等屈肘肌。拨揉肱三头肌中下段及肘肌，重点在肌肉紧张处。

3. 拿捏上臂屈肌，主动或被动屈伸肘关节，增强肌力，改善关节活动度（视频19）。

4. 拇、中指两指分别按住曲池、少海，同时被动屈伸肘关节（视频20）。

视频19　　　视频20

（二）康复治疗

1. **被动运动训练** 患儿取坐位。治疗师在患侧，一手固定患儿腕关节，另一手固定肘关节及上臂，做肘关节屈曲运动（图3-39），在运动末端停留5秒，轻轻挤压，再回到原处。每组15～20次，3～4组为宜。对于年龄较小的患儿，可让患儿仰卧位，治疗师坐于患侧进行被动活动。注意动作要缓慢轻柔，避免患儿在治疗有不适感。

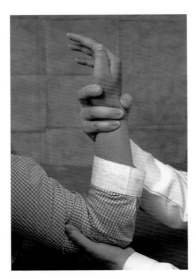

图3-39 肘关节屈曲障碍的被动运动训练

2. **主动运动训练** 患儿取坐位。治疗师坐于患侧，一手固定上臂，另一手用玩具放于患手前方诱导患儿做屈肘动作（图3-40）。如患儿做此动作困难，治疗师可以适当用力辅助患肢完成此动作。如患肢肌力在4级以上时抬到最高处可以停留5～10秒，也可在运动过程中给予阻力训练。注意在患儿屈肘时防止患儿耸肩，避免代偿动作。

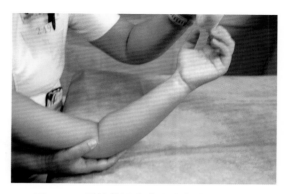

图3-40　肘关节屈曲障碍的主动运动训练

3. 日常生活训练　将患儿上臂固定好，患手握住鼓槌，将小鼓置于患侧肩部。鼓励患儿主动屈肘敲击小鼓。也可诱导患儿屈肘进行进食训练。

4. 感觉促进训练　治疗师用毛刷自下向上轻轻刺激上臂屈肘肌群皮肤表面。每分钟50～60次，力度不可过大。治疗师也可在患肢屈肘肌群上按压，刺激肌肉兴奋。

5. 辅具治疗　若患儿肘关节屈曲障碍手法矫正困难，可定制矫形器。

二、肘关节伸展障碍

患儿肘部屈曲，不能伸直（图3-41）。在日常生活中，人们主要在身体前侧屈肘位活动较多，因此肘关节不能伸直不会严重影响日常生活，只是在做广播体操、投掷等特定动作时才会表现出障碍。主要是强有力的肱三头肌和轻微伸肘的肘肌、旋后肌、尺侧腕伸肌指伸肌、桡侧腕伸肌、小指伸肌瘫痪无力，与C_6～C_8神经根受损，或臂丛神经中干，后侧束损伤有关。全臂丛损伤亦可导致该功能障碍。

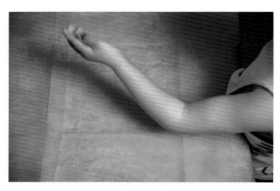

图3-41　肘关节伸展障碍

（一）手法操作

1. 拿揉上臂后侧，以肱三头肌为主。点按手太阳及手少阳经和肘关节周围的穴位，如肩髎、肩贞、曲池、尺泽、天井、肘髎、曲泽、小海、肩中、肩外等穴。

2. 伸展肘关节，在上肢屈侧寻找条索、筋结行按揉、理筋等手法，放松紧张挛缩的屈肘肌肉。

3. 屈肘位，拇指拨揉肘肌，防止肘关节滑膜嵌顿，促进肘关节伸展。

4. 一手拇、示指点曲池、少海，另一手握住前臂远端做肘关节的被动屈伸运动，角度由小到大，伸展到最大角度后，保持一段时间，防止关节畸形（视频21）。

视频21

（二）康复治疗

1. 被动运动训练　患儿取坐位，治疗师一手握住患儿腕关节，另一手固定肘关节及上臂，做肘关节伸展运动（图3-42）。使肘关节伸展到最大范围，每组重复15～20次动作，3～4组为宜。注意务必固定患儿肘关节，保证不偏离正确运动轨迹。

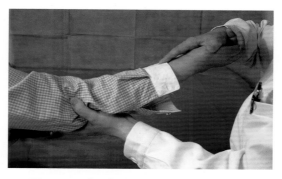

图3-42 肘关节伸展障碍的被动运动训练

2. 主动运动训练 患儿坐位，治疗师坐在患侧，一手托举固定患儿上臂，另一手用玩具诱导患儿伸肘抓玩具（图3-43）。如患儿做此动作困难，治疗师可以适当用力辅助。注意避免患儿躯干前倾出现代偿动作。

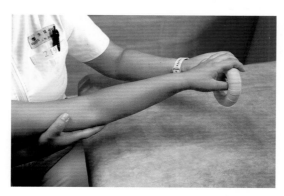

图3-43 肘关节伸展障碍的主动运动训练

3. 日常生活训练 将患儿上臂固定好，小手握住鼓槌。鼓励患儿做出伸肘动作敲击面前的小鼓。也可准备玩具做取物拾物、套圈等游戏。

4. 感觉促进训练 治疗师用毛刷自下向上轻轻刺激上臂伸

肘肌群皮肤表面，每分钟50～60次，力度不可过大。治疗师也用手掌按压伸肘肌群，激活肌肉。

5. 辅助器具　若患儿肘关节伸展障碍手法矫正困难，可定制矫形器。

三、前臂旋前障碍

前臂旋前障碍也称前臂内旋障碍（图3-44）。患儿向内翻转手臂受限，完成叉腰、拍球、扇扇子等动作困难。主要是旋前圆肌、旋前方肌、肱桡肌瘫痪无力，与$C_5 \sim C_7$神经根受损，或臂丛神经上中干和外侧束损伤有关。全臂丛损伤亦可导致该功能障碍。

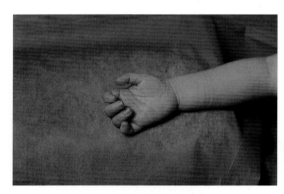

图3-44　前臂旋前障碍

（一）手法操作

1. 揉、按、拨、点手三阴经，重点在前臂施术。

2. 拇、示指对揉前臂松弛的骨间膜，对点内关、外关；间使、支沟；郄门、三阳络（视频22）。

3. 一手拇、示指点按曲池、少海，另一手握住前臂远端做被动旋前运动（视频23）。

4. 前臂旋前位，于前臂背侧寻找条索、筋结，行按揉、理筋等手法。

5. 患肢固定于叉腰位，拇指向后。自上而下拿揉患肢，在肌肉紧张处重点施术（视频24）。

视频22　　　　　视频23　　　　　视频24

（二）康复治疗

1. 被动运动训练　患儿取坐位，掌心朝上。治疗师一手固定上臂，另一手握住患儿腕关节及前臂。将患儿前臂旋前，掌心向下翻转，停留5秒，轻轻挤压，再回归原处（图3-45）。每组15～20次，3～4组为宜。年龄较小的患儿可采取仰卧位，动作要缓慢轻柔，避免患儿治疗有不适感。

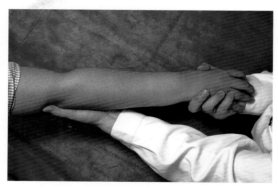

图3-45　前臂旋前障碍的被动运动训练

2. 主动运动训练　患儿坐位，治疗师坐在患侧，一手固定患儿上臂。将患儿前臂置于桌面上或由治疗师托举，掌心朝上。

将玩具或食物置于患儿手的内侧。诱导患儿翻转掌心向内向下，主动完成前臂旋前动作（图3-46）。若患儿做此动作困难，治疗师辅助完成此动作。注意保证患儿躯干稳定，避免肩关节、肘关节代偿动作。

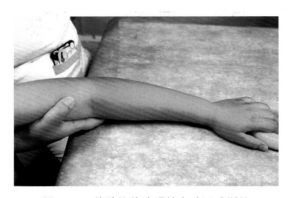

图3-46　前臂旋前障碍的主动运动训练

3. 日常生活训练　固定患儿上臂，患手握住鼓槌，将小鼓放于患手内侧。鼓励患儿做前臂旋前动作敲击小鼓。也可诱导患儿手摇花棱棒或倒水浇花等活动。

4. 感觉促进训练　治疗师用毛刷自下向上轻轻刺激前臂旋前肌群皮肤表面，每分钟50～60次，力度不可过大。治疗师按压在患儿前臂旋前肌群部位，同时做前臂旋前动作，刺激肌肉收缩。

5. 辅具治疗　可配合肌内效贴、矫形辅具来帮助患儿维持正常姿势。

四、前臂旋后障碍

前臂旋后障碍也称前臂外旋障碍（图3-47）。患儿向外翻转手臂受限，完成拍手、用勺进食、梳头等动作困难。主要是旋后肌、肱桡肌、肱二头肌瘫痪无力，与C_5～C_7神经根受损，或臂

丛神经上、中干和后侧束损伤有关。全臂丛损伤亦可导致该功能
障碍。

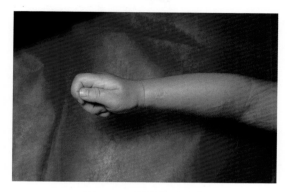

图3-47　前臂旋后障碍

（一）手法操作

1. 捻揉三阳经循行路线，重点操作手三里至手五里，点按
曲池、手五里、手三里、外关、支沟等穴。

2. 前臂旋后位，拨揉前臂屈肌群，重点拨、理肱骨内上髁
及肌肉紧张处。

3. 一手拇指压住桡骨小头，另一手握住腕关
节做前臂旋后活动，牵伸前臂旋前和屈肌群（视频
25）。伴有桡骨小头半脱位的施以复位手法。

视频25

（二）康复治疗

1. 被动运动训练　患儿取坐位，掌心朝下。治疗师一手固
定上臂，一手握住患儿前臂上方做前臂旋后动作，停留5秒，轻
轻挤压，再回到原处（图3-48）。每组15～20次，3～4组为宜。
为避免被动活动不充分，治疗师可用大拇指及大鱼际按压在桡骨
小头上方做下压动作辅助旋后。年龄较小的患儿动作要缓慢轻
柔，避免患儿治疗时有不适感。

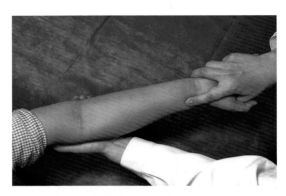

图3-48　前臂旋后障碍的被动运动训练

2. **主动运动训练**　患儿坐位，治疗师位于患侧，固定患儿上臂。将患儿前臂置于桌面上或由治疗师托举，掌心朝下。通过放在患手外侧的玩具或食物，诱导患儿向外向上翻转掌心，完成前臂旋后动作（图3-49）。若患儿做此动作困难，治疗师可适当用力辅助患肢完成。注意保证患儿躯干稳定，避免肩关节、肘关节代偿动作。

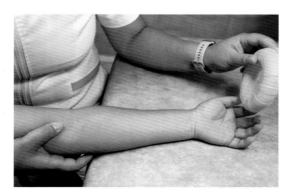

图3-49　前臂旋后障碍的主动运动训练

3. **日常生活训练**　将患儿上臂固定好，患手握住鼓槌，将小鼓放于患手外侧。鼓励患儿做出旋后动作敲击小鼓。也可诱导患儿做翻书等活动。

4. 感觉促进训练 治疗师用毛刷沿自下向上轻轻刺激旋后肌皮肤表面，每分钟50～60次，力度不可过大。治疗师一手握于患儿腕部，另一手挤压患肢旋后肌，同时进行前臂被动旋后动作，促进肌肉收缩。

5. 辅具治疗 可配合肌内效贴、矫形具来帮助患儿维持正常姿势。

（三）针灸

快针浅刺C_6、C_7夹脊、极泉；手太阴肺经的尺泽、孔最；手阳明大肠经的手五里、肘髎、曲池、手三里；手少阴心经的青灵；手太阳小肠经的腕骨、小海；手少阳三焦经的清冷渊、消泺、臑会；经外奇穴抬肩穴（肩峰前下方1.5寸）。电针以阳经穴位为主，选择同一条经络上的两个穴位为一组。

针刀：肱桡肌、肱二头肌、肱肌、旋前圆肌寻找筋结分别进行剥离。

第四节　肩关节功能障碍

肩部是保持上肢和头颈部稳定性或灵活性运动的基础。肩部可完成举手过肩、推拉、双手在体前或体后交叉、用手支撑体重或完成投掷等复杂动作。肩部两个主要部分为肩带和盂肱关节。肩带包括锁骨和肩胛骨。盂肱关节为狭义的肩关节，有屈伸、收展、内外旋功能。冈上肌、冈下肌、小圆肌和肩胛下肌称为肩袖肌，使肱骨头稳定于关节窝内。当手臂移动到不同的位置时，每块肌肉都对控制肱骨头运动方向发挥其特定作用。手臂做越过头顶的活动时，前锯肌与斜方肌协同使肩胛骨上旋，操控肩胛骨关节窝位置，以使肩关节活动度最大化。手臂下落的运动过程中，肩胛提肌、菱形肌和斜方肌下束控制肩胛骨下旋，保持盂肱关节和肩胸关节之间协调的肩肱节律。同时胸小肌、前锯肌和锁骨下肌维持着肩带的动力学稳定，并保持正常姿势。这样肩带和盂肱关节的肌群协调运动才能完成扔、取、举和推等活动。三角肌是完成肩部联合运动的重要肌肉。三角肌所有纤维收缩时为一有力的肩外展肌。肩外展时，冈上肌可稳定肱骨头，并防止肱骨头冲击肩峰。三角肌前部肌纤维和胸大肌协同工作能屈曲肩关节和内旋肱骨。三角肌后部肌纤维与背阔肌和大圆肌协同工作可以伸展肩部和外旋肱骨。喙肱肌可与肱二头肌相互配合，使肩关节屈曲及内收。三角肌附着于肱骨的外侧面，而喙肱肌附着于肱骨的内侧面。喙肱肌就像肱二头肌的第三个头，与三角肌形成拮抗。喙肱肌、背阔肌、大圆肌、胸大肌及肱三头肌长头协同作用使肩关节内收。背阔肌和它的"小助手"大圆肌完成肩关节内收内旋和后伸动作。而在内旋肩关节时肩胛下肌和大圆肌作用大于其他肌肉。小圆肌、冈下肌相反是强有力的肩外旋肌，特别是冈下肌与小圆肌一起可使肱骨头向后就位于关节窝内，并可防止肱骨头撞击肩胛骨的喙突。在手臂过头活动的预加载期间，小圆肌与冈下肌协同完成肩部外旋，并在这些活动的持续期间对上肢起离心减速作用。小圆肌和大圆肌、背阔肌及胸大肌的肋部纤维协同作用可降低上举的手臂。在复杂的运动中，如扔、拉、投掷时，这种功能有利于获得恰当的机械力。肩胛下肌是最大的肩袖肌及唯一的内旋肌。当胸大肌、背阔肌、大圆肌和三角肌前部进行强力运动（过顶击打、投掷）时，肩胛下肌可以使肱骨头稳定，并使手臂降低。当肩袖肌功能紊乱时，肩胛下肌尤其极易受到撞击损伤。正常行走步态中，肩胛下肌主要是驱使手臂向后摆动。在牵拉运动（如划船）中，肱三头肌和背阔肌、大圆肌及三角肌后部一起伸展肩关节。当上中干臂丛神经损伤时，所支配的肩部肌肉瘫痪，肩部功能发生障碍。

一、肩关节前屈功能障碍

患儿肩关节松弛，向前向上抬举无力或有牵制感，动作不能持久（图3-50）。影响患儿日常进食、洗脸、梳头等活动。主要是喙肱肌、三角肌、胸大肌瘫痪无力，与C_5、C_6或臂丛神经上干，内、外侧束损伤有关。全臂丛损伤也可导致该障碍。

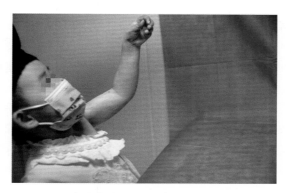

图3-50　肩关节前屈功能障碍（躯干后仰代偿）

（一）手法操作

1. 拿揉颈肩部肌肉，点按颈夹脊、肩井、肩贞、肩髃、抬肩穴、云门、中府、臂臑等穴。

2. 使患儿肩关节前屈90°，捻揉三角肌前束和胸大肌。

3. 将患肢前屈到最大角度，拨揉腋前、腋后肌肉紧张处。

4. 助手协助固定肩胛骨，治疗师一手握住肩关节，另一手握住肱骨远端，被动前屈上举肩关节，逐渐增加活动角度，以牵伸肩部肌肉（视频26）。

5. 一手固定肩关节，另一手握住肱骨中下段，使肩关节前屈90°稍外展，牵伸和挤压肩关节，以促进肩关节的发育（视频27）。

视频26　　　　视频27

（二）康复治疗

1. 被动运动训练　患儿取坐位，治疗师在患侧，一手固定患肢肩部及肩胛骨，另一手握住患肢肘部慢慢抬高至耳侧，停留5秒，轻轻加压，再回到原处（图3-51A）。每组15～20次，3～4组为宜。年龄较小的患儿可背坐在治疗师怀里，治疗师进行患肩前屈被动训练（图3-51B）。注意动作要缓慢轻柔，避免患儿治疗时不适。

2. 主动运动训练　患儿坐位，治疗师在患侧，一手固定患肢肩关节，另一手将玩具放在患手上方，诱导患肩前屈上举去拿取玩具（图3-52A）。如患儿做此动作困难，治疗师可以适当用力辅助完成此动作。如患肢肌力在4级以上时，抬到最高处可以停留5～10秒，也可在运动过程中给予阻力训练。患儿也可以仰卧位进行此训练。如果患儿患侧肱三头肌肌力弱，不能伸展肘关节时，可以用较轻的支具固定肘关节后，再做肩关节屈曲训练（图3-52B）。注意进行肩前屈运动时，防止患儿躯干或头部后仰，避免代偿。

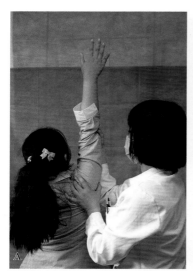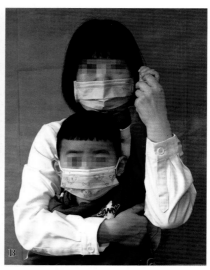

图3-51　肩关节前屈障碍的被动运动训练

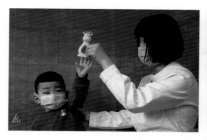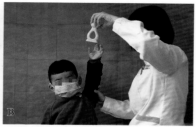

图3-52　肩关节前屈障碍的主动运动训练

3. 日常生活训练

（1）在墙面粘上贴画，让患儿抬高患肢去揭掉贴画（贴画的高度根据患儿肩前屈抬高的角度来定）。

（2）提前在墙上固定几个小挂钩。高度要根据患儿身高来定。让患儿把一些小挂件挂上去。

（3）在墙面安装一个高度适宜的肩梯，让患儿用手指去逐层爬小台阶。记录小台阶上升的数量，作为患儿训练进步的成绩。注意患儿不要垫脚和躯干侧屈。

（4）在高度适宜的小黑板上写字画画。注意训练工具要放置在患儿正前上方，避免患肩外展。

二、肩关节内收功能障碍

患儿肩关节松弛无力或上臂稍外展外旋位，内收活动有牵制感（图3-53），难以完成腋下夹持书本、拍打对侧肩膀、挥拍打球等活动。主要是背阔肌、大圆肌、小圆肌、冈下肌、肱三头肌长头、喙肱肌，以及参与水平内收的三角肌前束、胸大肌锁骨部瘫痪无力。与 $C_5 \sim C_7$ 神经根受损，或臂丛神经上中干和后侧束、外侧束损伤有关。全臂丛损伤也可导致该障碍。

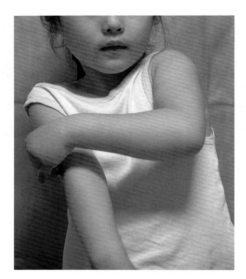

图3-53　左肩关节内收障碍

（一）手法治疗

1. 拿揉颈肩部肌肉。

2. 内收肩关节，反复点按锁骨下缘，重点中府穴。拨揉肩胛骨外侧缘（视频28）。

3. 拿揉胸大肌，捻揉三角肌前束、大圆肌，多指点推背阔肌（视频29）。

4. 按揉腋下心经循行处，重点极泉穴；点按肩贞、肩前、天泉等穴。

5. 毛巾卷置于腋下，一手点住肩井，另一手握上臂使肩关节内收（视频30）。

视频28　　　　　视频29　　　　　视频30

（二）康复治疗

1. *被动运动训练*　患儿仰卧位，患肢自然放于体侧。治疗师在患侧，一手固定患儿肩关节，另一手握住前臂，做患肩外展内收运动。如果患儿坐位，治疗师一手固定患侧肩关节，另一手握住肘关节及前臂，做患手摸对侧肩关节或者耳朵的运动。注意动作要轻柔。

2. *主动运动训练*　患儿坐位。治疗师坐在患侧，在患肩腋下放一本薄书。嘱咐让患儿夹住，不要让书掉下来。如患肢肌力在3级以上，治疗师向外拉拽书本，并嘱患儿要夹紧书本不要掉下来。也可以在患儿健侧肩上放玩具，让患儿抓取对侧肩上的玩具（图3-54）。如患儿做此动作稍困难，治疗师可以适当辅助完成。注意训练时患儿避免头向患侧屈曲，避免耸肩代偿。

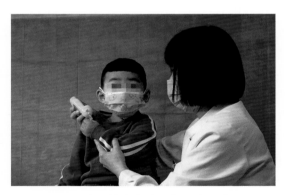

图3-54　肩关节内收障碍的主动运动训练

三、肩关节外展功能障碍

患儿肩关节松弛无力或外展活动有牵制感（图3-55）。影响患儿日常刷牙、梳头、提裤子等活动。主要是三角肌、冈上肌瘫痪无力，与C_5～C_7神经根受损，或臂丛神经上、中干和后侧束损伤有关。全臂丛损伤也可导致该障碍。

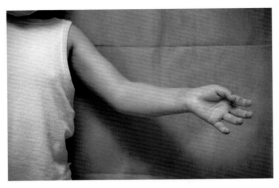

图3-55　肩关节外展障碍

（一）手法操作

1. 拿揉三角肌、胸大肌，拨揉冈上肌。若肌肉萎缩或皮肤温度较低，可以施以搓擦法。

2. 点按手三阳经循行路线，重点肩井、秉风、曲垣、臂臑、肩髃、肩髎、肩贞、肩中俞、肩外俞等穴位。

3. 一手点按肩井穴，另一手点按臂臑穴，同时进行外展肩关节活动（视频31）。

4. 点按颈夹脊穴，重点在$C_5 \sim C_6$，肩关节外展大于30°时，在极泉穴进行点拨刺激；在肩关节外展15°～30°时，拨揉冈上肌区域，重点刺激秉风穴。

5. 外展肩关节，拨揉腋前、腋后、腋下处条索硬结；一手固定肩胛骨，另一手握上臂下段做肩关节外展活动数次，并在最大角度处拉伸片刻，以患儿耐受为度（视频32）。肩关节脱位者慎用。

视频31　　　　　视频32

6. 固定肩胛骨，上肢水平外展位，牵拉拔伸肩关节后，再挤压肩关节。

（二）康复治疗

1. **被动运动训练** 患儿坐位，上肢置于体侧。治疗师坐在患侧，一手握住患侧肘关节，另一手控制肩胛骨（避免肩外展过程中肩胛骨过度外移），使患肢外展至耳侧（图3-56）。停留5秒，轻轻加压，再回到原处。每组15～20次，3～4组为宜。年龄较小的患儿，可在仰卧位进行。注意动作要缓慢轻柔，避免患儿有不适感。

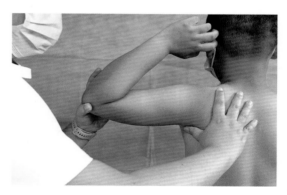

图3-56 肩关节外展障碍的被动运动训练

2. **主动运动训练** 患儿坐位，治疗师一手固定患侧肘关节，另一只手用玩具诱导患肢抬高去抓（图3-57A）。如患儿做此动作困难，治疗师可辅助完成。如患肢肌力在4级以上时，要在运动过程中适当给予抗阻训练。此训练也可在仰卧位进行。如果患侧肱三头肌肌力弱，肘关节不能伸展时，可以用较轻的支具固定肘关节后，再做肩关节外展训练（图3-57B）。注意患儿坐位肩外展时，应避免出现耸肩、头部及躯干向健侧屈曲的代偿姿势。

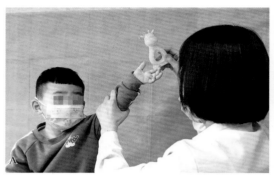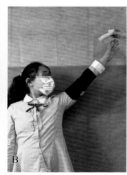

图3-57　肩关节外展障碍的主动运动训练

3. 日常活动训练　患儿侧立于墙旁，患手持小汽车沿墙壁自下而上推举至最大高度，也可侧身在黑板上画画，或侧身取高处物品。

四、肩关节内旋功能障碍

患儿肩关节松弛无力，或使上臂内旋有牵制感或阻力感（图3-58），完成叉腰、背手、过顶投掷动作困难。主要是肩胛下肌、大圆肌、背阔肌、胸大肌瘫痪无力，与$C_5 \sim C_8$神经根受损，或臂丛神经上中干和后、外侧束损伤有关。全臂丛损伤也可导致该障碍。

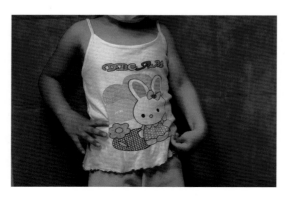

图3-58　左肩关节内旋障碍

（一）手法操作

1. 揉颈肩部，点按颈夹肌、颈根、肩井、肩中俞、肩外俞、中府、云门等。

2. 内旋肩关节，拨揉腋前、腋后的条索、硬结。

3. 固定肩胛骨，上肢水平外展，拔伸上臂，同时做肩关节内旋外旋活动，再挤压肩关节（视频33）。调整肩部肌肉张力平衡，促进关节发育。

4. 点按肩髃、肩髎穴，同时外展肩关节，逐渐增加外展幅度；然后外展90°，拇、示指对点抬肩和肩贞穴，内旋肩关节，逐渐增加肩内旋活动度（视频34）。

视频33　　　　视频34

（二）康复治疗

1. **被动运动训练**　患儿坐位，上肢置于体侧。治疗师一手放在患侧肩部（固定躯干），另一手握住患侧前臂，使上肢屈肘，患手触及背部（图3-59），停留5秒，再回到原处。每组15～20次，3～4组为宜。注意动作要缓慢轻柔，避免患儿在运动时肩部不适。

2. **主动运动训练**　患儿坐位。治疗师一手放在患肩，另一手将玩具放在患手后上方（图3-60）。玩具轻触到患手，诱导患儿去抓玩具。如患儿做此动作困难，治疗师可辅助。

3. **日常活动训练**　患儿可练习叉腰、背手、将上衣塞进后裤腰、提裤子等穿脱衣物训练。

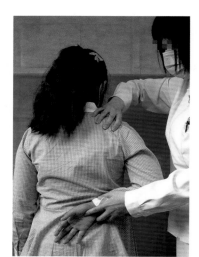

图3-59　肩关节内旋障碍的被动运动训练

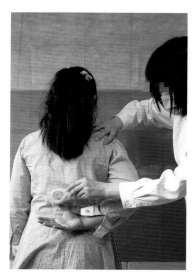

图3-60　肩关节内旋障碍的主动运动训练

五、肩关节外旋功能障碍

患儿肩关节松弛或肩部前扣，屈肘时前臂远端向内靠近身体中线，使臂外旋活动时有牵制感，难以完成鼓掌、梳头、戴帽动作（图3-61）。主要是小圆肌、冈下肌瘫痪无力，与C_5、C_6神经根受损，或者臂丛神经上干和外侧束损伤有关。全臂丛损伤也可导致该障碍。

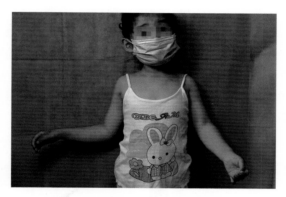

图3-61　左肩关节外旋障碍

（一）手法操作

1. 拇指点按颈夹脊，重点C_5、C_6。同时配合主动或被动肩关节旋后动作，加强穴感，促进经络传导（视频35）。

2. 仰卧位患肢外展90°，屈肘90°，手背贴于床面固定于头侧，另一手理按锁骨下缘，拨揉条索筋结处，拿揉胸大肌，点揉中府、云门穴。

3. 拿揉肩部，拇指拨揉冈上肌、冈下肌、三角肌和小圆肌。

4. 治疗师在其后，逐一点按肩贞穴、肩井穴、缺盆穴，同时另一手握持肘部，行肩关节由前向后的环转运动（视频36）。肩关节松弛无力的患儿禁用。

视频35　　　　　视频36

（二）康复治疗

1. 被动运动训练　患儿取坐位。治疗师一手固定患肘，使肩外展90°，另一手握住患儿前臂屈肘90°，慢慢做肩外旋运动，停留5秒，再回到原处（图3-62A）。每组15～20次，3～4组为宜。年幼患儿可背坐于治疗师怀中，治疗师握住患儿前臂（屈肘90°）做肩外旋动作（图3-62B）。最好两侧同时进行，这样可以了解正常的肩关节活动范围。注意动作要缓慢轻柔，避免患儿在治疗时有不适感。

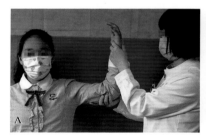
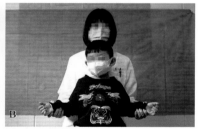

图3-62　肩关节外旋障碍的被动运动训练

2. 主动运动训练　患儿坐位。治疗师坐在患儿患侧后方。治疗师一手托住患侧上臂，使肩外展90°。用玩具轻触到患手后上方，诱导患儿去够取玩具（图3-63）。也可将玩具移动到头后枕部，诱导患儿做摸头后部动作。如患儿做此动作困难，治疗师可适当辅助。

3. 日常生活训练　引导患儿摸同侧耳朵、后枕部。也可在患儿头发上插发夹，让患儿摘下来。

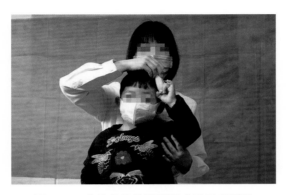

图 3-63 肩关节外旋障碍的主动运动训练

六、肩关节后伸功能障碍

患儿肩关节松弛无力或上臂向后伸活动受限（图3-64）。患儿完成背手或由前向后的划船动作困难。主要是肱三头肌、背阔肌、大圆肌、三角肌后束以及参与水平外展的冈下肌瘫痪无力。与 $C_5 \sim C_8$ 神经根受损，或臂丛神经上、中干和后束损伤有关。全臂丛损伤也可导致该障碍。

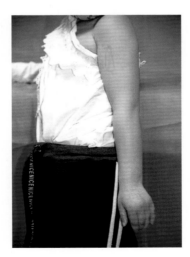

图 3-64 肩关节后伸障碍

（一）手法操作

1．一手点按肩前肌腱，另一手握肘部，肩关节略外展，做后伸活动。一手固定肩胛骨，另一手握患儿上臂，做后伸活动（视频37）。

2．拇指拨、理、揉肱三头肌肌腱，将患儿手背置于臀部，治疗师示、中、环三指拨揉肩前肌腱，同时另一手持其腕部，做上肢被动后伸内旋动作（视频38）。

3．一手持患儿上臂屈肌面，略外展，另一手虎口卡住患儿肩峰部，向下按压，反复数次（视频39）。拿揉肩部，以肩前为主。

4．拇指点按患侧腹股沟外侧端，配合做肩关节前屈后伸动作，以主动运动为宜（视频40）。此法为关节对应按动法，以髋代肩，上病下治。

5．点按患侧C_4、C_5横突间隙，同时做肩关节后伸、外展动作（视频41）。

6．提拿肱桡肌、肱三头肌，同时做肩后伸动作。

视频37　　　视频38　　　视频39

视频40　　　视频41

（二）康复治疗

1．被动运动训练　患儿取坐位，治疗师一手放在患肩，另一手握住患侧前臂。使肩关节慢慢后伸，运动至最大范围，停留

5秒，再回到原处。每组15～20次，3～4组为宜。注意固定好患儿躯干，以免患儿扭动造成肩关节损伤。

2. **主动运动训练** 患儿坐位，治疗师一手放在患肩，用玩具放在患儿身后可触及的位置，诱导患肩后伸去够取玩具（图3-65）。如患儿做此动作困难，治疗师可适当辅助完成。也可让患儿双臂自前向后练习划船动作。注意诱导患儿向后方够取玩具时避免患儿躯干移动。

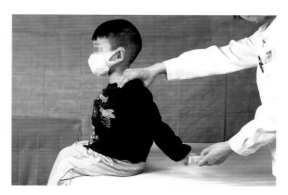

图3-65 肩关节后伸障碍的主动运动训练

3. **日常生活训练** 可坐位或站位时练习两侧上肢交替前后摆臂，增加走路时双上肢的协调运动能力。

（三）针灸

快针浅刺C_4～C_6夹脊、极泉；手阳明大肠经的肩髃、臂臑；手少阴心经的青灵；手太阳小肠经的臑俞、天宗、肩贞、秉风、曲垣；手少阳三焦经的臑会、肩髎；经外奇穴抬肩穴；足少阳胆经的肩井。电针以阳经穴位为主，选择同一条经络上的两个穴位为一组。

针刀：背阔肌、大圆肌、小圆肌、三角肌、胸大肌、肩胛下肌寻找筋结进行剥离。

第五节　肩胛胸壁关节功能障碍

　　肩胛骨紧贴胸壁主要由前锯肌和斜方肌的协同收缩来完成的，另有肩胛提肌和菱形肌的参与。当 $C_5 \sim C_7$ 神经根，臂丛神经上干或支配前锯肌的胸长神经、支配斜方肌的副神经、支配菱形肌和肩胛提肌的肩胛背神经发生损伤，就可使肩胛骨失去贴胸的作用力。当上臂运动使肩胛骨旋转时，可以出现因脊柱缘失去牵拉而翘起，临床称之为"翼状肩胛"（图3-66）。

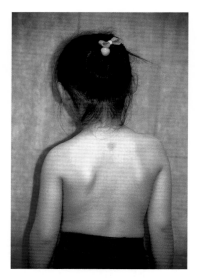

图3-66　左翼状肩胛

（一）手法操作

　　1. 拿、揉、拨颈肩背部，点揉大椎、肩井、天宗、秉风、肩贞、肩髎等穴。

　　2. 按揉胸大肌，拇指连续按压锁骨下缘，点按中府、云门、气户、缺盆等穴。

3. 按揉斜方肌、前锯肌，重点点按华佗夹脊、肩中俞、肩外俞等穴。

4. 一手置于患儿肩前，另一手自肩胛骨内侧缘深入肩胛胸壁间隙上下滑动，以刺激肌肉收缩（视频42）。

5. 患儿侧卧，治疗师拇指拨揉大、小圆肌，然后一手将患肢外展上举向耳后推压，同时另一手扶患儿肩胛骨向脊柱方向推压（视频43）。

视频42　　　　视频43

（二）康复治疗

1. 被动运动训练

（1）激活菱形肌：患儿坐位或者俯卧位，将抚触球放在肩胛内侧缘与胸椎之间的区域（图3-67A）。挤压滚动抚触球，一上一下为1次，反复10次。

（2）牵伸训练：患儿俯卧位，双臂上举过头，治疗师双手交叉放在两侧肩胛内侧缘，并实施向内的拉伸（图3-67B）。维持3～5秒后放松，反复10次。

2. 主动运动训练

（1）让患儿伸肘，肩关节由前屈90°运动至水平外展90°（治疗师可辅助患儿），诱导肩胛骨内收动作。

（2）将弹力带固定在抽屉把手上（抽屉的高度平肩胛骨），患侧屈肘，上臂贴住身体。让患儿通过向后拉弹力带而打开抽屉。抽屉里可放入患儿喜欢的玩具，增加趣味性。

（3）年龄较小的患儿，可在坐位下进行伸肘双手后支撑床面的训练，两臂间距不超过肩宽。

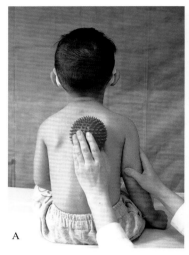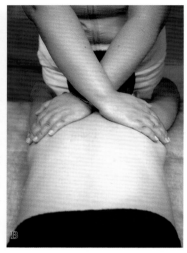

图3-67　肩胛胸壁关节障碍的被动运动训练

3. 日常活动训练　让患儿站立位或者坐位，双手屈肘抱头枕部，做肩胛内收。还可以进行侧方画板上画画、推墙、俯卧位支撑等训练。

（三）针灸

快针浅刺$C_6 \sim T_2$夹脊；手阳明大肠经的肩髃、臂臑；手太阳小肠经的臑俞、天宗、肩贞、秉风、曲垣、肩外俞、肩中俞；手少阳三焦经的臑会、肩髎；经外奇穴抬肩穴；足少阳胆经的肩井。电针以阳经穴位为主，选择同一条经络上的两个穴位为一组。梅花针叩刺肩胛骨内侧缘。

第六节　肩关节脱位

臂丛神经损伤引发的肩关节脱位主要是由于肌肉无力、韧带松弛、软组织挛缩，造成肩部肌力不平衡，使盂肱关节发生位移，日久形成关节畸形。当全臂丛损伤，肩部肌群松弛无力，肩关节间隙增大，被动活动幅度增加，导致方肩畸形。当支配肩关节外展外旋肌肉三角肌、冈上肌、冈下肌、小圆肌的神经纤维损伤，其内收、内旋的拮抗肌肩胛下肌、大圆肌、背阔肌发生挛缩，导致肱骨内收内旋，可进一步发展成肩关节向后脱位。被动外展外旋有牵制感，盂肱角变小，在肩后可触及肱骨头。反之，当支配肩部内收内旋肌群的神经纤维损伤，则相拮抗的外展外旋肌群挛缩，导致肱骨外展外旋，进一步发展为向前脱位。内收内旋活动有牵制感，搭肩试验阳性。

因此，在臂丛神经损伤出现肩关节脱位的治疗中，重视手法调整肩周肌肉平衡的同时，对关节的复位治疗亦不可忽略。

（一）手法操作

1. 若肩部肌肉无力，关节松弛，将肩外展90°，拿揉、提捻松弛肌肉，沿轴位挤压肩盂关节。

2. 肩外展90°，点按肩贞、抬肩穴，同时将肩关节内旋、外旋。

3. 治疗后三角巾悬吊胸前，减少活动。

4. 前脱位者，按揉胸大肌、肩前及上臂部。拿揉腋前、腋后肌群，点按肩髃、抬肩穴。

5. 患儿侧卧，肩外展90°，一手固定肩关节，另一手握住肱骨远端，在牵引下外展外旋肩关节，再内收内旋至肘关节贴于胸壁，沿肱骨纵轴向肩后外上方快速推顶。治疗后屈肘60°用颈腕带悬吊，减少活动。

6. 后脱位者，拿揉腋后缘，拨揉肩胛骨外侧缘及前面紧张挛缩的肌肉。

7. 一手固定肩胛骨，拇指顶住向后脱出的肱骨头，另一手握持上臂远端，向后下方牵引，逐渐外展外旋至最大角度，反复施术（视频44）。

视频44

159

（二）康复治疗

1．辅助下患肢支撑负重，引起肩关节挤压，刺激肩周肌群，提高稳定性（图3-68A）。

2．为防止肩关节脱位进一步发展，可使用肌内效贴或者三角巾吊带（图3-68B）。

3．平时应注意良肢位摆放（图3-68C）。

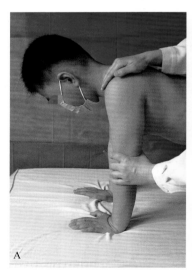
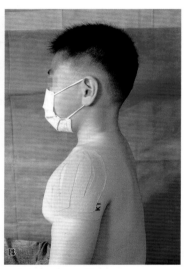

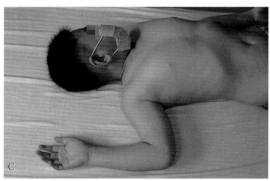

图3-68　肩关节脱位的康复训练

4．日常活动训练：患儿日常不要用力甩患臂。禁止家长用力拉扯患臂。可以将玩具悬吊至高处，家长辅助患儿进行患侧上肢前屈、外展等肩关节主动运动。

第七节　桡骨小头半脱位

臂丛神经损伤继发的桡骨小头半脱位常见有两种形式：①因肌肉无力、韧带松弛、桡骨小头发育不良、关节间隙增大导致的脱位。②因屈肌和伸肌力量不平衡导致的脱位。患儿长期屈肘、前臂旋前位，桡骨小头向前移位。严重者桡骨变长脱离肱骨小头，畸形生长需手术治疗。臂丛神经损伤合并的桡骨小头半脱位不同于常见牵拉导致的桡骨小头半脱位，不是一次手法复位就能解决的。需要手法治疗平衡肘关节周围的肌肉力量、恢复韧带功能。

（一）手法操作

1．肱桡关节松弛的患儿，点揉肘部周围穴位，如手五里、肘髎、曲池、手三里、尺泽、曲泽、天井等。

2．屈肌和伸肌力量不平衡的患儿，点揉曲池、少海，拿揉肱二头肌，拨揉旋前圆肌。一手拇指按住桡骨小头，另一手握前臂远端，反复屈伸、牵拉肘关节。

3．桡骨小头半脱位复位手法：一手自外侧握住患儿肘部，拇指按在桡骨小头上，另一手握住患儿手腕，牵拉并使其前臂旋后，再使其屈肘，反复操作数次（视频45）。手法后佩戴肘托，使患肢保持在功能位。

视频45

（二）康复治疗

1．旋前圆肌牵伸技术　治疗师一手固定患儿的患侧上臂，另一手握住患侧腕关节，做前臂旋后的动作，并在最大角度维持

5 ～ 10秒（图3-69A）。

2. 使用肌内效贴辅助前臂旋后（图3-69B）。

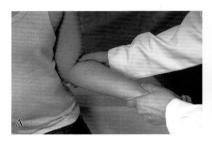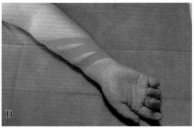

图3-69　桡骨小头半脱位的康复训练

3. 日常生活训练　治疗师引导患儿主动完成前臂旋后的运动。可通过游戏来操作，如"烙烧饼"游戏，坐位下将患儿的患侧上肢放于桌面（手心向下），让患儿翻手变成手心向上，如此反复。在训练时可唱些儿歌，提高患儿动作的节律感。

第八节　感觉障碍

当臂丛神经损伤后出现相应部位的感觉障碍，包括触觉、痛觉、温度觉等。根据所累及神经的不同，其感觉障碍区分布在不同部位。上臂丛麻痹表现的感觉障碍区在三角肌表面。中臂丛损伤感觉障碍区在前臂外侧及手背桡侧，手背桡侧可呈斑片样感觉缺失。下臂丛麻痹感觉障碍区在前臂内侧和手的尺侧。患儿的感觉功能难以准确辨别，但可以通过患儿对针刺、掐捏或冷热刺激的反应，以及啃咬手臂的表现做出判断。感觉能力下降存在烫伤等外伤风险，因此在治疗中应引起重视。

（一）手法操作

1. 感觉障碍区行搓摩、提捻法。

2. 沿手阳明经点按合谷、阳溪、手三里、曲池、臂臑、肩髎等穴。

3．揉、拔伸五指，掐揉指端（视频46）。

视频46

（二）康复治疗

1．感觉促进训练　可以通过擦刷、挤压、冰刺激等方式改善患儿患肢的感觉障碍。以各种材质物品刺激感觉受损的患肢区域，促进深浅感觉恢复。建议及早开始。日常避免患肢扎伤、烫伤、冻伤。

2．日常生活训练　可做"摸奖游戏"，治疗师在一个盒子里放入各种质地形状的玩具，或者患儿喜欢的零食。让患儿将患手伸进去摸拿物品。取出前让患儿先描述摸到的物品形态，猜测物品名称。

（三）针灸

梅花针叩刺感觉障碍区数遍，以阳经为主，以局部潮红为度。

第九节　患肢循环障碍

臂丛神经损伤除运动和感觉障碍外，还有一部分伴有患肢肿胀、发凉、皮肤颜色紫暗等淋巴、血液循环障碍表现。

（一）手法操作

1．捻揉五指，按揉掌骨间隙，点按阳池穴同时活动指间关节。

2．在患肢涂抹油剂，多指关节快速摩擦患儿手背肌腱，自下而上推擦手臂，以透热为度，点按极泉、尺泽、太渊。

3．拿揉颈肩部，点按缺盆穴，交替点按锁骨下缘（视频47）。

视频47

4．将患肢上举，自指端到上臂近端，双手交替拿握，反复施术，以发热为度（视频47）。

（二）针灸

患肢循环障碍时，肿胀部位少刺激，可点刺脾俞、肝俞，针刺阴陵泉、三阴交等穴。还可在患手指尖点刺放血，根据情况1～2周1次。艾灸选择合谷、外关、曲池、臂臑、肩髃穴，以局部潮红为度，根据患儿身体状况1～3天1次。

第十节　Horner 综合征

Horner综合征表现为同侧面部无汗，瞳孔变小，上睑下垂。当神经根从椎间孔发出时会并入来自交感神经节的分支。出现Horner综合征提示在$C_8 \sim T_1$平面有损伤。

（一）手法操作

1．按揉、搓擦、提捻患侧面部及眼周，点按人迎、大迎、下关、承泣、太阳、鱼腰、睛明穴。
2．拿揉颈肩部，点按风池、颈夹脊、颈根、三阳络、合谷。

（二）针灸

快针点刺患侧夹脊穴、人迎、大迎、下关、承泣、太阳、鱼腰、睛明穴。也可在额部及项部用梅花针叩刺。

第十一节　手术后康复

随着西医诊断技术的不断提高，很多臂丛神经严重损伤的患儿通过神经修复术得到及时有效的治疗。若后期功能恢复不佳，仍可通过功能重建，如肌腱转移、关节融合等方法恢复功能。若配合推拿、针灸、康复治疗，可促进患肢功能恢复。术后康复不可盲目施术，应在充分了解手术术式的基础上加以干预。临床常见的臂丛神经修复术有臂丛神经松解术、神经转位术等，其中副神经是转位时普遍采用的供体神经，用以修复肩胛上神经以恢复肩关节的功能。胸前内侧神经、肋间神经也作为供体神经，常被转位到肌皮神经用于恢复屈肘功能。健侧C_7作为供体神经可转位修复损伤侧下干。了解了这些神经转位，在治疗中除了刺激瘫痪肌肉，还应激发供体神经，以促通两者间的传导。

（一）手法操作

1. 以副神经为供体改善肩关节功能的术后手法：拿揉肩、颈部，点按天髎、秉风、天宗，同时令患儿作左右转头以及上肢抬举活动（视频48）。

2. 以胸前内侧神经为供体神经改善屈肘功能的术后手法：拿揉上臂肱二头肌、肱肌，托起肘部，使臂水平外展，示、中指点按中府、云门穴，同时令患儿反复屈肘和水平内收上臂（视频49）。

3. 以肋间神经为供体神经的术后手法：拿揉上臂肱二头肌或肱三头肌；在患儿配合呼吸的情况下，点按华佗夹脊的同时，令患儿屈伸肘关节（视频50）。

4. 以健侧C_7神经根为供体的术后手法：拿揉颈肩部、肱三头肌、前臂外侧，指揉掌背肌腱至指端。点按双侧颈根穴同时令患儿做患手抓握伸展活动（视频51）。

视频48　　　　视频49　　　　视频50　　　　视频51

5. 功能重建术后的手法治疗，要遵循手术重建功能目标进行。了解供体肌肉和重建功能，在该关节功能被动活动下，对供体肌肉给予适当的拿揉、点按等刺激。以刺激供体肌肉恢复动力，延展挛缩肌肉减少阻力，活动受限关节改善功能为基本手法原则。如肩外展功能障碍，动力不足者以斜方肌为供体肌肉，可拿揉肩井，点按肩井穴同时活动肩关节。另外，阻力型功能障碍者，常表现为大圆肌、背阔肌同步兴奋，小圆肌挛缩。在行剥离术后，手法治疗当以牵伸为主，在点按肩贞穴同时前屈上举肩关节。以此类推，其他各关节的功能重建同理。

（二）康复治疗

臂丛神经损伤患儿经过神经移位、神经修复、功能重建等手术后，需要配合个体化的术后功能康复训练，才能达到理想的疗效。如有头臂支架、胸带、石膏、支具等固定物，必须等拆除后，才能开始康复。未被固定的关节，可以在术后3天开始主、被动锻炼。如果有术后肢体水肿、疼痛或伤口渗出较多，根据个人情况，在术后1～2周开始进行被动和主动康复训练。

1. *被动康复训练*　目的是防止关节僵硬，尤其是神经损伤后没有主动运动功能的关节。不论是否有主动运动功能，都应尽早开始被动锻炼。如有僵硬，可在辅助下逐步增加关节活动范围。制订训练方案需按患儿自身情况量力而行，循序渐进，以免用力过度造成损伤！

2. *主动康复训练*　是更为重要的训练内容，可以促进神经恢复，增强肌力，防止肌腱粘连。